Libro de Cocina de Manga Gástrica

Un libro de Cocina Bariátrica Esencial con Recetas Saludables y Deliciosas para la Cirugía y Dieta de Manga Gástrica

Tabla de Contenido

Introducción

La cirugía de manga gástrica representa un gran paso en el camino hacia un estilo de vida más saludable, y por lo tanto no debe tomarse a la ligera. Este tipo de cirugías son generalmente la última opción a la que recurrirá un médico, pero es una forma extremadamente efectiva para la pérdida de peso a diferencia de otros métodos.

Si bien la decisión de someterse a este tipo de cirugía es entre usted y su médico, es importante estar preparado antes de la cirugía. Conocer lo que puede y no consumir, le ayudará a aliviar el estrés de la situación.

Por ejemplo, antes de su cirugía, usted deberá seguir una dieta líquida estricta. Después de la cirugía, su dieta pasará por una transición de líquidos a alimentos sólidos. Pero eso no significa que no pueda disfrutar de lo que come.

Este libro contiene 50 deliciosas recetas que puede disfrutar en todas las diferentes fases de su dieta. Incluso hay un capítulo dedicado a los alimentos que lo ayudarán con su dieta pre cirugía.

Lo mejor, es que también puede disfrutar la comida antes de su cirugía, al menos antes de comenzar la dieta líquida. El hecho de que su consumo de alimento esté limitado, no significa que tenga que sacrificar el sabor.

Todas las recetas son altas en proteína, lo que le ayudará a permanecer satisfecho por más tiempo, e indican el tamaño de la porción, que es el adecuado para este tipo de dieta, no como una porción regular.

Existen muchos libros sobre este tema en el mercado, le agradecemos su preferencia al elegir esta publicación. Realizamos todos los esfuerzos posibles para garantizar que encontrará la mayor cantidad de información útil.

¡Esperamos que lo disfrute!

Qué Esperar de una Cirugía de Manga Gástrica

¿Ha considerado el someterse a la cirugía de manga gástrica para perder peso, porque ha intentado hacer ejercicio y hacer dieta durante lo que parece una eternidad, sin lograr resultados? Es importante que conozca cuáles son los beneficios y riesgos, si usted puede considerarse candidato para este tipo de cirugía y las pautas a seguir para mantener su peso.

La cirugía de manga gástrica podría ser la opción más fiable y segura si usted tiene 36 o más kilogramos de sobrepeso. Proporciona una pérdida de peso rápida y significativa a largo plazo.

Para este procedimiento, los cirujanos extraerán aproximadamente el 75% de su estómago, y posteriormente conectarán las diferentes porciones para crear un nuevo estómago, que se asemejará a una banana o "manga". Le dejarán con un pequeño saco que es aproximadamente una décima parte del tamaño de su estómago. Esto le ayudará a sentirse satisfecho más rápido de lo normal. Esto quiere decir que no podrá consumir las mismas cantidades de comida que antes. Lo anterior le ayudará a perder peso de manera efectiva.

Diferencias del Bypass Gástrico

La cirugía de pérdida de peso más popular es la cirugía de manga gástrica. Tan solo en los Estados Unidos representa más del 60% de los procedimientos de pérdida de peso que se realizan. Esto ha aumentado en más del 24% desde 2011.

Durante los últimos años:

• El bypass gástrico disminuyó del 62% al 37%.

• Las bandas gástricas han reducido del 7.5% al 0.8%.

En una cirugía de bypass gástrico, el cirujano creará una banda que esquiva la mayor parte de su estómago y va directamente al intestino.

Con la cirugía de manga gástrica, no se implantan objetos extraños (a diferencia de la banda gástrica) y no requiere que los intestinos se manipulen. Muchos pacientes concuerdan que, después de cierto periodo de recuperación, pueden consumir mayor variedad de alimentos como verduras y carne.

Las personas que tienen un IMC de 40 o más son candidatos ideales para la cirugía de manga gástrica. Esto significa tener un peso mayor a 45 kilogramos de su peso recomendado. Algunas personas pueden no ser aptas para someterse a una cirugía de bypass gástrico, por lo que esta opción representa una mejor alternativa.

Así mismo, se han realizado procedimientos más novedosos como el balón gástrico, AspireAssist y la terapia vBloc. Sus números no son ni siquiera cercanos a los de la cirugía de manga gástrica.

El grapado gástrico o conocido también como gastroplastia horizontal, es un procedimiento que dejó de realizarse. La manga gástrica es un procedimiento más seguro y de mejor calidad.

Existen diferentes ventajas de la cirugía de manga gástrica que la han posicionado como la cirugía más popular:

> • La pérdida de peso es comparable al bypass gástrico. Algunos opinan que es incluso mejor que la cirugía de banda gástrica, la terapia vBloc y el balón gástrico.

- La disminución de los problemas de salud es mayor que en cualquier otro procedimiento, excepto el cruce duodenal.

- Menos hambre: la terapia vBloc, el cruce duodenal y la manga gástrica son los únicos procedimientos que lo harán sentir más satisfecho.

- Los riesgos para la manga gástrica son menores que con la cirugía de banda gástrica, el cruce duodenal y el bypass gástrico.

- No se insertan dispositivos en el cuerpo. Con la terapia vBloc, el globo gástrico, la banda gástrica y la banda AspireAssist, se colocan dispositivos dentro del cuerpo. Estos pueden elevar el riesgo de fallos de los mismos dispositivos. El riesgo es menor para la terapia vBloc, AspireAssist y el balón gástrico. La cirugía de banda gástrica representa mayor riesgo.

Analicemos las diferencias entre la cirugía de pérdida de peso de bypass gástrico (BG), el cruce duodenal (CD) y la manga gástrica (MG):

- La MG brinda mejoras considerables en los problemas de salud relacionados con la obesidad.

- El tiempo de recuperación de la MG es más veloz.

- Las complicaciones son menores con la MG.

- La posibilidad de presentar una deficiencia de vitaminas es menor con la MG.

- El riesgo de padecer el síndrome de evacuación gástrica es menor con la MG en comparación con el BG.

- Los efectos secundarios como vómito, diarrea o náuseas disminuyen con la MG. Si llegaran a presentarse, generalmente es con menor severidad que con el BG.

• La MG es menos costosa. El coste es similar si usted tiene un seguro médico que cubra este tipo de procedimiento.

• Si actualmente está tomando anticoagulantes, la MG sería la mejor opción en lugar del BG, ya que ayuda a reducir el riesgo de desarrollar úlceras marginales.

• Comparemos la cirugía de manga gástrica (MG) con la banda gástrica ajustable:

• El riesgo de desarrollar la enfermedad por reflujo gastroesofágico es menor con la MG.

• El riesgo de dilatación de la banda, retención de alimentos y dilataciones esofágicas es menor con la MG.

• Con la MG, no hay necesidad de preocuparse por los problemas relacionados con el dispositivo, como la erosión de la banda gástrica Lap-Band, los problemas de puertos o el deslizamiento.

• Existe un riesgo menor de problemas a largo plazo con la MG en comparación con la banda gástrica Lap-Band.

• No hay necesidad de una gran cantidad de visitas de seguimiento a su médico después de la cirugía de MG.

• El coste de la cirugía de MG es menor que el coste de la cirugía de banda gástrica. El precio disminuye si tiene un seguro médico que cubra parte del procedimiento.

Con la manga gástrica, usted no debe presentar ningún síndrome de evacuación gástrica, el cual ha sido experimentado por aproximadamente siete de cada diez pacientes de bypass. La mayoría de los pacientes de manga gástrica consideran lo anterior como una ventaja porque les ayuda a mantenerse consistentes con su dieta.

El precio de una manga gástrica tiende a ser uno de los más bajos junto con el bypass, la banda gástrica Lap-Band y el cruce duodenal con ayuda de los seguros médicos. La terapia vBloc y el balón gástrico no están incluidos.

Dado que esta cirugía es irreversible, ¿la convierte en algo malo? En realidad no.

Los problemas de vómito, diarrea o náuseas se presentan a corto plazo. Alrededor de uno de cada cinco pacientes ha experimentado la enfermedad de reflujo gastroesofágico, pero esto mejorará con el tiempo. La tasa disminuirá después de tres años.

Los pacientes parecen manejar un procedimiento de manga gástrica mejor que el bypass o la banda gástrica Lap-Band. La manga gástrica presenta una tasa de riesgo significativamente menor en comparación con los siguientes efectos de la banda gástrica:

- Retención de alimentos

- Dilatación de la banda

- Dilatación esofágica

- Complicaciones de puerto debido a que la manga gástrica no incluye ningún dispositivo

Preparación para la Cirugía

Usted deberá colaborar con su médico en las semanas previas de su cirugía. Algunos de los puntos a tratar incluyen:

- Realizar una evaluación completa de salud. Esto incluye preguntas acerca de su historial quirúrgico, medicamentos y su historial médico en general.

- Pruebas de sangre, radiografías y un electrocardiograma.

- Dieta preoperatoria:
  o 2 semanas antes
    ▪ Beber suficiente agua
    ▪ Incrementar el consumo de vegetales

- Incrementar el consumo de proteína

- Disminuir el consumo de carbohidratos

- Eliminar el consumo de azúcar

  o 2 días antes

  - Consumir un batido de proteína, consomé y líquidos claros

  - Consultar con su médico si debe dejar de tomar sus medicamentos habituales

  o 12 horas antes

  - No fumar, beber, o ingerir ningún tipo de alimento.

Uno de los objetivos que debe cumplir antes de la cirugía es perder todo el peso que sea posible. A continuación, se exponen las principales razones:

- Si usted pierde una cantidad de peso significativa antes de la cirugía, le resultará más fácil continuar bajando de peso después de la cirugía.

- Si su peso disminuye antes de la cirugía, tendrá menos complicaciones.

- Es posible que pueda ganar peso si vuelve a sus hábitos alimenticios anteriores. Cuanto más rápido adquiera buenos hábitos, mayor será la posibilidad de conservarlos después de la cirugía.

En el día de su cirugía, estos son los pasos a seguir:

1. Deberá quitarse sus joyas y la ropa.

2. Se le proporcionará una bata de hospital.

3. Se reunirá con un anestesiólogo y personal del hospital.

4. Su enfermera insertará y comenzará una IV.

5. Su enfermera le administrará medicamentos para ayudarle a relajarse y dormir.

Hechos

El día de su cirugía, deberá presentarse en el hospital dos horas antes de su cirugía para que el personal pueda ayudarle a prepararse. La duración de la cirugía es aproximadamente entre una y dos horas. Los cirujanos realizarán pequeños cortes en su estómago y colocarán un laparoscopio. Dicho instrumento posee una pequeña cámara que les proporcionará a los cirujanos una imagen en un monitor para brindar visibilidad a lo largo de la cirugía. Posteriormente, colocarán otros instrumentos a través de los cortes realizados y extraerán tres cuartos de su estómago. Por último, volverán a unir las partes de su estómago para formar un tubo o "manga". Esta manga conectará su esófago con su intestino delgado. Algunos cirujanos elegirán reforzar con una línea de grapas.

Al finalizar la cirugía, el personal encargado le ayudará a reducir el nivel de dolor y controlar sus signos vitales. Es posible que experimente algunas molestias, como problemas digestivos y náuseas, entre otros, que desaparecerán con el tiempo.

Es probable que deba permanecer en el hospital durante dos o tres días. Algunos cirujanos pueden permitirle ir a casa el día de su cirugía, aunque esto no es muy común, ya que significa que su cirugía debió haber sido más sencilla de lo habitual. Si desea recuperarse en su hogar, deberá consultar a su cirujano para asegurarse de si esto es posible. El procedimiento es permanente y no se puede revertir.

Al regresar a su hogar, es importante visitar a su médico dentro de dos semanas después de la cirugía para asegurarse de que su recuperación sea satisfactoria y consultar cualquier duda que pueda tener. Su médico programará cualquier visita posterior de ser necesario.

Este tipo de cirugía es segura para todas las edades, desde niños hasta adultos mayores.

Hábitos Alimenticios

La pérdida de peso se convertirá en el objetivo principal para la mayoría de los pacientes después de la cirugía. Es por esta razón que es importante planificar nuevos hábitos para su vida diaria.

La cirugía funciona como una herramienta. Para tener éxito, debe ser constante y hacer algunos cambios difíciles en diferentes áreas.

La siguiente lista le brindará información acerca de lo que puede experimentar antes y después de su cirugía. Cada cirujano será diferente al igual que cada paciente será distinto. Asegúrese de conversar con su médico antes de decidir realizar alguna de las siguientes acciones:

Programa de transición:

- Dos semanas o más antes de la cirugía, deberá seguir una dieta especial.

- Dos semanas antes de la cirugía, únicamente deberá consumir alimentos bajos en carbohidratos, bajos en azúcar y proteína.

- Una semana antes de la cirugía cambiará o suspenderá ciertos medicamentos.

- Dos días antes de la cirugía, solamente podrá beber líquidos claros.

- No beber ni comer nada desde la medianoche anterior al día de la cirugía y hasta una semana después de la cirugía.

- En el hospital, solo podrá consumir líquidos claros.

- Después de dos semanas de la cirugía, solo podrá consumir batidos de proteínas y purés. Únicamente purés, no alimentos sólidos.

- Dos o tres semanas después de la cirugía, puede añadir paulatinamente algunos alimentos blandos a su dieta.

- Tres o cuatro semanas después de la cirugía, se pueden agregar alimentos sólidos.

Los puntos pueden variar dependiendo de la cirugía. Lo que es un hecho es que deberá cambiar la forma en que come por el resto de su vida.

Aquí algunos consejos que tener en cuenta:

- Es importante masticar lo suficiente antes de ingerir cada alimento.

- Evitar beber mientras come; esto podría hacer que su estómago se llene en exceso.

- Esperar 30 minutos antes de beber algo después de haber comido.

- Mantenerse alejado de los refrigerios y las sodas altas en calorías.

- Tomar suplementos minerales y vitamínicos diariamente.

Una vez que hayan transcurrido dos o tres meses, puede continuar con una dieta normal. Recuerde, no podrá comer la misma cantidad que consumía anteriormente.

Pérdida de Peso

La pérdida de peso será mucho más rápida después de la cirugía:

- Al tercer mes, habrá perdido aproximadamente el 33% del exceso de peso.

- En el sexto mes, habrá perdido aproximadamente la mitad del exceso de peso.

- Al término de un año, habrá perdido aproximadamente el 70% del exceso de peso.

Los pacientes perderán aproximadamente el 60% del peso adicional en aproximadamente 12 a 18 meses. Esto significa que, si usted tuviera un exceso de peso de 45 kilogramos, probablemente perdería 27. Algunos pacientes perderán más, y otros perderán menos. Obtendrá mejores resultados si se adhiere a las pautas de comportamiento y de dieta. Al elegir los alimentos adecuados, buenos hábitos alimenticios y realizar ejercicio de manera regular, los pacientes disfrutarán y mantendrán una pérdida de peso constante.

Muchos pacientes podrían tener un estancamiento en uno o dos años después de la cirugía. Si se asegura de comer bien y hacer ejercicio con regularidad, puede mantener su peso e incluso continuar perdiendo aún más.

Algunos pacientes podrían perder su dedicación y recuperar algo de peso. Esto se debe a que el estómago se estirará con el tiempo. Lo cual puede suceder si está comiendo en exceso.

Por lo general, una vez que han transcurrido cinco años, un paciente promedio habrá eliminado cerca de la mitad de su exceso de peso.

Para evitar recuperar peso, usted puede:

- Consultar a un nutricionista o dietista.

- Contratar a un entrenador personal.

- Asistir a las reuniones del grupo de apoyo un par de veces al mes.

- Mantener un registro diario de alimentos.

- Obtener el apoyo de amigos y familiares.

- Mantenerse dedicado y motivado.

Con seguro médico

Verifique si su seguro cubrirá o no este tipo de cirugía, dependiendo de la póliza y el país. Lo cubrirá si su póliza incluye cirugía bariátrica.

Únicamente se requiere:

- Completar un programa de dieta supervisada por un médico.

- Tener un IMC de 40 o 35 con otros problemas de salud.

En los Estados Unidos, el coste de la cirugía de manga gástrica con seguro médico podría ser gratuito. Solo dependerá de su política. Muchos planes proponen pagar parte del coste, como coseguro, deducibles y copagos.

Sin seguro médico

El precio promedio de la cirugía de manga gástrica sin seguro médico es aproximadamente $19,000 dólares. El costo puede variar en cada estado y por cirujano. Un estudio mostró que el costo más elevado fue de $58,000 dólares en Alaska. El costo registrado más bajo fue de $12,000 dólares en Dakota del Sur y Texas.

La mayoría de las compañías aseguradoras cubren este tipo de cirugía. Esto reducirá sus gastos considerablemente. Los pacientes que tengan un seguro médico, pagarán aproximadamente $3,500 dólares. Algunos planes podrían reducirlo hasta menos de $1,000 dólares.

Si su seguro no cubre este procedimiento, no todo está perdido:

• El seguro podría cubrir algunos gastos, como las pruebas preoperatorias, incluso si la cirugía no está incluida en el plan.

• Los pacientes podrían ahorrar alrededor de $11,000 dólares al año si lo comparan con todos los costes de atención médica que habrían tenido de no haber perdido peso. Para simplificar: el coste de la cirugía se amortizaría en aproximadamente dos años.

• Algunos hospitales ofrecen un descuento a los pacientes que pagan por adelantado.

• Cualquier gasto puede ser deducible de impuestos.

• Es posible que deba solicitar un préstamo para ayudar a cubrir sus gastos.

Beneficios

Los resultados de la cirugía de manga gástrica reflejan una solución completa, lo que significa que puede sanar siempre que se mantenga el peso adecuado. La mayoría de los problemas relacionados con la obesidad se pueden curar, tales como:

- Problemas de colesterol

- Asma

- Hipertensión

- Apnea del sueño

- Diabetes

- Cerca de otras diez condiciones

Los pacientes que no estén completamente sanados experimentarán una mejora significativa en los problemas anteriores.

Los pacientes que cumplen con sus citas de seguimiento a los tres, seis y doce meses verán mejoría o estarán en remisión total de su colesterol alto, presión arterial alta y diabetes.

Así mismo, percibirán una mejora en la salud de sus articulaciones. Cada kilogramo de peso que pierda, reducirá la presión sobre sus rodillas hasta 2 kilos. Esto reducirá el dolor de rodillas y mejorará la movilidad.

Un estudio de pacientes postoperatorios descubrió que los pacientes que se sometieron a esta cirugía redujeron el riesgo de desarrollar cáncer en un 33%.

Las tasas de riesgo se redujeron considerablemente para los siguientes tipos de cáncer:

- Cáncer de páncreas

- Cáncer endometrial

- Cáncer de mama posmenopáusico

- Cáncer de colon

Riesgos

La cirugía tiene una tasa de supervivencia del 99.7%, aunque puede presentar algunos desafíos, efectos secundarios y complicaciones como cualquier otra cirugía.

Complicaciones

Alrededor del 2.1% de los pacientes han experimentado algunos derrames en la línea de grapas. La mayoría de estos estudios se realizaron cuando los médicos seguían utilizando técnicas menos efectivas. Las nuevas técnicas reducen todos los riesgos posibles.

Al igual que con cualquier cirugía, los coágulos de sangre son una gran preocupación. Confíe en que su cirujano estará considerando todos los pasos necesarios para disminuir este riesgo. Estos podrían incluir el uso de medias de compresión y anticoagulantes. Así mismo, le van a pedir ponerse de pie y caminar tan pronto como pueda después de su cirugía. Después de la cirugía, es posible que pueda padecer algo de estreñimiento, vómitos o náuseas.

Desafíos y efectos secundarios

Los desafíos y efectos secundarios más comunes incluyen:

- Embarazo

- Recuperación de peso

- Flacidez en la piel

- Problemas digestivos

Los posibles problemas digestivos que pueden ocurrir después de la cirugía de manga gástrica incluyen:

- Deficiencia de vitaminas y minerales

- Vómitos y náuseas

- Intolerancia a alimentos específicos

- Cálculos biliares

- Indigestión

- Enfermedad por reflujo gastroesofágico

Alrededor de uno de cada cinco pacientes experimentará la enfermedad por reflujo gastroesofágico en el primer año después de la cirugía. Hay buenas noticias, ya que este problema se presenta a corto plazo. Después de los primeros tres años, la tasa se reduce a aproximadamente el 3% de los pacientes que la padecen.

La enfermedad por reflujo gastroesofágico es una afección que se puede describir como un reflujo que a menudo se acompaña de acidez estomacal. Esto también puede causar cambios histopatológicos del esófago o cambios en la composición microscópica del esófago. Existe la posibilidad de que pueda causar esofagitis. Esta enfermedad puede aumentar el riesgo de síndrome de Dumping y sepsis en algunos pacientes. Esta condición mejora en muchos pacientes tras la cirugía.

Algunos tratamientos caseros pueden ayudar a aliviar estos síntomas, como mantenerse alejado de bebidas y alimentos específicos como el chocolate, los alimentos a base de tomate, jugos de cítricos y el alcohol. Espere por lo menos tres horas después de comer antes de acostarse. Coma porciones pequeñas y asegúrese de elevar la cabeza aproximadamente ocho pulgadas cada vez que se recueste. Si descubre que esto no le está funcionando, su médico puede recetarle o recomendarle un inhibidor de la bomba de protones o PPI, bloqueadores H2 o antiácidos.

Otros problemas pueden ser controlados a través de algunos cambios en su dieta o comportamiento en general.

Flacidez de la piel

En la mayoría de las personas con obesidad, su piel se ha estirado durante mucho tiempo para adaptarse al peso, lo cual provoca pérdida de elasticidad. La cirugía de manga gástrica puede ayudar a que muchos pacientes pierdan varios kilos rápidamente, y su piel no puede mantenerse intacta. Esta piel extra tiende a ser embarazosa para la mayoría. También puede crear otras complicaciones, incluyendo:

- Infecciones en los pliegues de la piel

- Erupciones en los pliegues o úlceras

- Problemas al ejercitarse que afectarán la salud y el mantenimiento del peso

- Problemas para vestirse

En su mayor parte, las personas pueden controlar la flacidez de la piel usando ropa interior de contorno corporal. En algunos casos graves, los pacientes pueden optar por eliminar el exceso de piel. Esta cirugía generalmente está cubierta por el seguro médico.

Recuperar peso

Dos años después de la cirugía de manga gástrica, aproximadamente uno de cada 20 pacientes recuperará algo de peso. Este número aumentará a tres de cada cuatro después de seis años.

En un intervalo de cinco años, el paciente promedio recuperará alrededor del 25% y hasta el 50% del peso que perdió inicialmente.

Cuanto más peso gane, mayor será la probabilidad de que sus problemas de salud regresen. En un estudio, hubo una diferencia en la remisión de la diabetes tipo 2. En el lapso de un año, aproximadamente el 56% de los pacientes estaban en remisión. Al quinto año, solo el 20% de los pacientes continuaban en remisión.

La diabetes tipo 2 regresó porque los pacientes recuperaron su peso. ¿Cuál fue la razón por la cual volvieron a ganar peso?

Muchos pacientes recuperan peso por las siguientes razones:

- Comer demasiadas calorías en forma líquida, como batidos, purés de alimentos y batidos de proteínas. Su nuevo estómago los hará sentir satisfechos más rápidamente, pero debido a que los líquidos no generan la sensación de plenitud como lo hacen los alimentos sólidos, tienden a consumir más y terminan ganando peso nuevamente al consumir calorías de manera constante en forma de líquido.

- Comenzar a comer de nuevo como antes, o comer los alimentos incorrectos. Si esto sucede, el estómago puede estirarse.

- Incluso si se apega a su programa de dieta, el aumento de peso sigue siendo un riesgo. Con el tiempo, su estómago puede estirarse y causar un aumento de peso.

La cirugía de manga gástrica es la mejor herramienta para perder peso. Es importante recordar que es solo una herramienta. Para evitar recuperar cualquier peso, debe asegurarse de consumir los alimentos correctos y tomar buenas decisiones en su alimentación.

Embarazo

Quedar embarazada después de la cirugía de manga gástrica es más seguro y más fácil que para las mujeres que sufren de obesidad.

Si desea quedar embarazada, tendrá que esperar uno o dos años después de la cirugía. La espera asegurará que su cuerpo tenga el tiempo suficiente para acostumbrarse a su nuevo peso y que usted cumpla con todos los requisitos nutricionales para tener un embarazo saludable.

Suplementos y vitaminas

Tras someterse a una cirugía de manga gástrica, deberá tomar vitaminas por el resto de su vida. Esto compensa los nutrientes que no podrá obtener a través de su dieta. A continuación, se enlistan algunas vitaminas recomendables:

- La vitamina D prevendrá el raquitismo y el debilitamiento de los dientes, músculos y huesos.

- El hierro evitará ataques cardíacos, derrames cerebrales u otros problemas de la sangre.

- El ácido fólico o el folato ayudarán a producir glóbulos rojos.

- El calcio mantendrá sus huesos fuertes.

- Las multivitaminas prevendrán la deficiencia de vitaminas y ayudarán a prevenir problemas de nutrición.

Ejercicio

Usted deberá ejercitarse durante dos horas y media cada semana. Puede distribuir este tiempo en dos o cuatro días. El ejercicio es una de las pautas más importantes cuando se busca el éxito a largo plazo. Las personas que realizan ejercicio de forma regular terminarán perdiendo más peso a largo plazo y obtendrán diversos beneficios mentales y físicos.

¿Cuánto tiempo debo ejercitarme para notar resultados? Un estudio mostró que dos horas y media cada semana les dio un 5.7% adicional de pérdida de peso.

El ejercicio regular conducirá a una mejor y más rápida mejora en su salud después de su cirugía. Para que permanezca en el camino, asegúrese de reservar algo de tiempo para hacer ejercicio a horas específicas en días específicos.

Trate de distribuir estas dos horas y media cada semana durante un período de tres a cuatro días. Intente ejercitarse de 30 a 45 minutos cada día. Esto hace que sea menos pesado comenzar cada día y ayuda a desarrollar resistencia.

En su rutina se deben incluir los siguientes objetivos:

• Entrenamiento de fuerza, puede ser yoga, pesas y pelotas de ejercicio.

• Flexibilidad y una buena rutina de estiramiento. El yoga también puede ayudar, ya que usa el peso de su cuerpo para ayudarle a desarrollar fuerza y aprender a respirar de la manera correcta.

• Resistencia, puede practicar natación, bicicleta estática y caminar.

Hambre y la hormona Ghrelina

Tras su cirugía, se reducirá su sensación de hambre. Al no haber alimento en el estómago, el cuerpo segrega una hormona conocida como ghrelina en el torrente sanguíneo, cuyo propósito es indicarle al cerebro que debe alimentarse.

Una vez que haya comido, la cantidad de esta hormona disminuirá y aumentará lentamente hasta que vuelva a comer. Debido a que su estómago es más pequeño después de la cirugía, la cantidad de esta hormona también podría disminuir.

Al tener menor cantidad en su sistema, significa que se sentirá menos hambriento.

Adicción a la comida

Cuando su cuerpo segrega ghrelina para indicarle que debe alimentarse, la comida chatarra puede anular estas señales al estimular el centro de recompensa de su cerebro. Así es como su cerebro y su cuerpo reaccionan a cualquier droga adictiva.

Usted podría ser adicto a la comida si tiene prioridad sobre otros aspectos de su vida como:

• Su aspecto personal

• Trabajo

- Amigos

- Familia

- Su salud

- No preocuparse por problemas de salud como diabetes, apnea del sueño o hipertensión.

Si estos no se controlan, pueden causar obesidad. Si no se atienden antes de la cirugía, podría aumentar todo el peso que perdió después de la cirugía.

Relaciones

Ponerse en forma de nuevo, o finalmente tener una complexión delgada, puede ser impactante. Muchos pacientes se sorprenden de:

- Dejar de sentirse avergonzado.

- Sentirse respetado.

- Volverse atractivo para otras personas.

- Mejora en sus relaciones personales porque puede convivir con los niños y amigos que están físicamente en forma.

- Recibir más elogios de los que están a su alrededor.

- Aumento en la confianza en sí mismo.

- Mejora en su vida sexual.

Existen algunos puntos que deberán ser considerados al momento de cambiar su aspecto. Las personas con las que puede haber sido amigo por un tiempo no estarán acostumbradas a verlo con su nuevo aspecto y posiblemente les será complicado interactuar con usted.

A continuación, algunos ejemplos de los posibles escenarios a considerar:

- ¿Los familiares y amigos con sobrepeso se sentirán mal porque usted perdió peso y ellos no lo han hecho?

- ¿Su nueva forma de comer será un problema en las reuniones familiares?

- ¿Se verá afectada la intimidad con su pareja?

- ¿Su pareja se pondrá celosa porque se volverá atractivo para los demás?

- ¿Tendrán sus compañeros de trabajo una reacción negativa por su cirugía?

- ¿Su nueva confianza en sí mismo creará problemas entre usted y las personas que lo conocieron antes de la cirugía?

Estos son algunos ejemplos de lo que podría pasar por su mente:

- ¿Estas personas son amables conmigo porque ahora soy delgado o me aceptaban también con mi aspecto anterior?

- ¿Cómo voy a manejar mi autoestima ahora que perdí peso?

Es importante que esté preparado para los desafíos tanto buenos como complicados que pueden presentarse después de su cirugía.

Grupos de Apoyo

Asistir a los grupos de apoyo de cirugía de pérdida de peso de manera regular puede ayudarle a reducir su tiempo de recuperación después de la cirugía. Así mismo puede ayudar a mantener su peso un 12% más que los pacientes que no asisten a grupos de apoyo. Su cirujano puede recomendarle un buen grupo cercano a usted.

Preguntas Frecuentes

Si ha estado considerando someterse a una cirugía de manga gástrica, es probable que tenga muchas preguntas sin responder. A continuación, se presentan algunas de las preguntas más comunes y sus respuestas:

¿Cuándo durará la pérdida de peso?

La cirugía de manga gástrica es un procedimiento novedoso y está ganando popularidad rápidamente en todo el mundo. A finales de los años 80 y 90, los cirujanos comenzaron a realizar la gastrectomía en manga con el procedimiento de cambio duodenal. Con el tiempo, notaron que la manga gástrica podría ayudar con la pérdida de peso significativa por sí misma. Este procedimiento se hizo popular durante los últimos años 2000 y principios de 2010. Los datos que se han recopilado durante los últimos cinco años en varios hospitales muestran que sus pacientes habían mantenido su peso durante los cinco años completos.

¿Cuáles son las ventajas de la manga gástrica en comparación con el bypass gástrico?

Con la cirugía de la manga gástrica, un cirujano no tiene que unir el estómago y el intestino delgado. Cualquier complicación a largo plazo de la manga gástrica es mucho menor que con el bypass gástrico. Existe un riesgo mínimo de úlcera marginal o una hernia interna después de la manga gástrica, ya que no hay una anastomosis. Estas complicaciones pueden presentarse después del bypass gástrico. La posibilidad de desarrollar una deficiencia de nutrientes es mucho menor que con el bypass gástrico, ya que no hay malabsorción.

¿Cuáles son las razones para no ser candidato a la cirugía?

Para las personas obesas que padecen gastroparesis, donde la comida permanece en el estómago durante mucho tiempo, o dismotilidad esofágica, donde no son capaces de ingerir sus alimentos de forma correcta, la mejor opción para una operación es el bypass gástrico. Las personas que padecen la enfermedad por reflujo gastroesofágico grave, especialmente las personas con esófago de Barrett, requieren un bypass gástrico. Para cualquier persona que tenga solo un caso leve de reflujo, la manga gástrica es una opción más recomendable.

¿De qué manera se remueve gran parte del estómago a través de pequeñas incisiones?

El estómago tiende a estirarse o distenderse después de comer. Los estudios muestran que un estómago normal puede contener entre dos y cuatro litros de comida después de haber sido estirado. Durante la cirugía de manga gástrica, se inserta un tubo a través de la boca hasta el estómago, y el cirujano extrae todo el líquido y el gas del estómago para descomprimirlo por completo. La parte del estómago que se descomprime se puede extraer fácilmente a través de una pequeña incisión. Estas pequeñas incisiones causan menos dolor después de la cirugía y disminuirán las posibilidades de contraer una hernia más adelante.

¿Existe alguna tendencia de Cirugía de Manga Gástrica en Estados Unidos?

La clínica de Cleveland realizó un estudio sobre esta cirugía y descubrió que se ha vuelto cada vez más popular en los últimos años en Estados Unidos. En el 2010, únicamente representó alrededor del 9.3% de los procedimientos de pérdida de peso total realizados, mientras que el 58.4% seguía siendo el bypass gástrico y el 28.8% eran de banda gástrica. Para el 2013, aproximadamente la mitad de los procedimientos realizados fueron la cirugía de manga gástrica. El bypass gástrico estaba en el 43.8% y la banda gástrica había disminuido a solo el 6%.

Alrededor de 193,000 personas se sometieron a algún tipo de cirugía bariátrica en 2014. La manga gástrica fue el procedimiento más común con el 51.7% del total de las operaciones. El bypass gástrico representó el 26,8%, la banda gástrica Lap-Band se ubicó en el 9.5% y la desviación duodenal con la derivación biliopancreática totalizaron únicamente el 0.4%.

¿Cuál es el tiempo de ingreso en el hospital?

La mayoría de los pacientes pueden irse a casa el día después de la cirugía una vez que hayan bebido el líquido suficiente para estar hidratados. Debido a las pequeñas incisiones, el dolor se puede controlar con medicamentos de venta libre. Se espera que todos los pacientes se levanten y caminen en pocas horas después de la cirugía y pueden comenzar una dieta de líquidos claros al siguiente día.

¿Tendré problemas con la acidez?

Este es un tema controvertido. Algunos hospitales reportan un número creciente de la enfermedad por reflujo gastroesofágico después de la cirugía. Pero otros informes muestran una disminución en los pacientes que desarrollan esta enfermedad. Básicamente, esto se puede controlar con cambios en el estilo de vida y medicamentos antiácidos. Es un caso muy aislado que un cirujano tenga que convertir la manga gástrica a la derivación gástrica en Y de Roux para tratar la acidez. La mayoría de los pacientes en realidad han reportado una disminución en la cantidad de reflujo después de la cirugía. La razón principal por la que las personas desarrollan esta enfermedad se deriva de que el cirujano no se deshizo de todo el fondo ni de la parte superior del estómago durante el procedimiento. Los cirujanos prestan mayor atención para asegurarse de que están extrayendo todo el fondo durante el procedimiento de la manga gástrica.

¿De qué manera revisan los doctores si existen derrames?

Los médicos realizan la misma prueba para la manga gástrica que para el bypass gástrico. La primera es una prueba de tinte azul. Posteriormente, realizan una radiografía del tracto gastrointestinal superior que requiere que el paciente ingiera líquido mientras se realiza la radiografía para que puedan visualizar el líquido que fluye a través de su estómago. No se deje sorprender por médicos sin experiencia que están acostumbrados a realizar el procedimiento de banda gástrica Lap-Band. Es importante detectar posibles derrames, y la prueba del tinte azul es crucial en este procedimiento.

¿El medico suturará la herida después de aplicar grapas?

Todos los cirujanos suturarán a mano detrás de una línea triple de grapas quirúrgicas de titanio. Solo se utiliza una pistola de grapas para las cirugías de manga gástrica y de derivación, y Johnson y Johnson lo logran. El médico realizará una sutura a mano detrás de las grapas para ayudar a prevenir cualquier derrame. TODOS LOS MÉDICOS DEBEN SUTURAR DETRÁS DE LAS GRAPAS. Todos los materiales utilizados provendrán de proveedores reconocidos. Nunca deberá utilizarse ningún equipo del mercado negro que ya haya sido usado.

¿Por qué algunos médicos reducen el tiempo de estancia en el hospital?

La razón principal es el dinero. Cada médico tiene sus propios pensamientos sobre cuántas noches necesita para recuperarse de esta cirugía antes de que lo envíen a casa. No desean que se presente ninguna complicación al llegar a casa. Esto reduce todos los costes futuros que pueda tener al regresar al hospital. Algunos médicos prefieren una estancia más corta para evitar cargos adicionales o una atención insuficiente.

¿Cuándo se llevó a cabo la primera cirugía de manga gástrica?

La primera cirugía de este tipo se realizó en Europa en el año 2006.

¿Cuál será el tamaño de mi estómago después de la cirugía?

Esto puede variar dependiendo de sus necesidades y del cirujano. Cada cirujano utilizará un tubo para guiarse mientras grapa el estómago. Este tubo varía en tamaño desde una a dos onzas hasta seis a ocho onzas.

¿Es seguro remover una parte del estómago?

Este procedimiento se ha realizado desde la década de 1980 y se ha demostrado que es un procedimiento seguro. Se realiza de la misma manera que la derivación gástrica, donde el estómago se grapa y tiene los mismos riesgos.

¿Es necesario consumir vitaminas?

Las deficiencias de vitaminas no son comunes con la cirugía de manga gástrica, ya que no hay un bypass intestinal. La parte complicada es que este procedimiento es extremadamente restrictivo, y muchos cirujanos le recomendarán consumir vitamina B12, calcio y un multivitamínico después de la cirugía.

¿Subiré de peso nuevamente?

Todo paciente que se someta a este tipo de cirugía tiene el riesgo de recuperar algo de peso. No existe ninguna operación que lo prevenga por completo. La mejor manera de prevenir esto es practicar buenos hábitos alimenticios y hacer ejercicio regularmente.

¿Cuál es la dieta a seguir?

La dieta progresará a lo largo de un año. Comenzará con dos, posiblemente cuatro, semanas de una dieta líquida de batidos de proteína y agua. Progresará lentamente hacia alimentos sólidos blandos. Después de aproximadamente dos meses, debería poder consumir alimentos comunes, como queso, huevos y mariscos. Su ingesta calórica recomendada será de 500 por día. Deberá ingerir alrededor de 70 gramos de proteína al día, con 30 gramos de grasa y 40 gramos de carbohidratos.

Su ingesta calórica aumentará durante el primer año, y hasta entonces la mayoría de las personas habrá alcanzado sus objetivos de pérdida de peso y podrá comer entre 900 y 1,500 calorías por día. La ingesta total de calorías dependerá de su nivel de actividad física, sexo y edad. Por ejemplo, los hombres pueden consumir más calorías.

Alimentos permitidos y Restricciones

Después de la cirugía, su estómago será un 15% más pequeño que su tamaño anterior. Esta cirugía le ayudará a sentirse satisfecho más rápido y reducirá sus posibilidades de comer en exceso. Una vez que termine, deberá seguir una dieta muy estricta que le permitirá a su cuerpo recuperarse y adaptarse al nuevo tamaño de su estómago.

Probablemente esté emocionado por tener un nuevo cuerpo y aprender a comer de una manera completamente diferente. Prepararse para su vida después de la cirugía puede ser emocionante, pero también es un desafío. La dieta que deberá seguir antes y después de su cirugía será específica y estará orientada a ayudarlo a recuperarse y evitar complicaciones. La dieta cambiará para que continúe perdiendo peso y logre mantener un peso saludable por el resto de su vida.

Las personas que se someten a esta cirugía a menudo comen porciones más pequeñas y frecuentes durante el resto de sus vidas. Lo siguiente es lo que puede esperar de su nueva dieta de manga gástrica.

Dieta Preoperatoria

El objetivo principal de su dieta previa a la cirugía será reducir el tamaño de su hígado. Si usted es obeso, es muy probable que haya acumulado células de grasa dentro y alrededor de su hígado. Esto hará que sea más grande de lo que debería ser. El hígado se encuentra justo al lado del estómago. Si es demasiado grande, puede hacer que la cirugía sea más difícil de realizar y más peligrosa para usted.

Para prepararse para el procedimiento, su médico le proporcionará una dieta específica que comenzará dos semanas antes de la fecha de su cirugía. Esta dieta reducirá la ingesta de calorías y carbohidratos. Tendrá que comer mucha proteína magra, verduras y líquidos bajos en calorías. También se le indicará un objetivo calórico.

Dos días antes de su cirugía, deberá cambiar a su dieta de líquidos claros. Tendrá que mantenerse alejado de las bebidas carbonatadas y con cafeína.

Fases

Después de la cirugía, deberá atravesar cuatro fases para que pueda realizar la transición a una dieta de alimentos sólidos que continuará durante el resto de su vida. Algunos médicos requerirán que siga una dieta preoperatoria para ayudar a optimizar su salud antes de la cirugía.

Es importante discutir todos los detalles de su dieta pre y post operatoria con su médico, ya que los requerimientos pueden variar de persona a persona.

Primer Fase

Esta fase de la dieta de manga gástrica durará alrededor de una semana después de su cirugía. Durante este período únicamente deberá consumir líquidos claros.

El objetivo de esta dieta es asegurarse de evitar complicaciones postoperatorias, que pueden incluir deshidratación, estreñimiento, diarrea, reflujo gástrico y obstrucción intestinal. Su cuerpo necesita tiempo para sanar, y esta fase le ayudará a lograrlo.

Mantenerse hidratado después de la cirugía puede acelerar su proceso de sanación y aliviar síntomas como vómitos y náuseas. Si bien puede ser muy difícil seguir una dieta de líquidos claros, la mayoría de las personas sentirá muy poco o nada de hambre en los días posteriores a la cirugía. Debe asegurarse de evitar:

- Sodas

- Bebidas carbonatadas

- Bebidas azucaradas, como jugo de frutas

- Bebidas con cafeína, como el café y el té negro

Las bebidas azucaradas pueden llevarle al síndrome de Dumping, que es una complicación causada por el exceso de azúcar que ingresa al intestino delgado de forma rápida. Lo anterior puede causar vómitos, diarrea, fatiga y náuseas. El azúcar representa solo calorías vacías. En este punto, debe evitarse y, a largo plazo, debe minimizarse.

La cafeína puede causar deshidratación y acidez. Las bebidas carbonatadas, incluso las que no tienen azúcar, pueden causar hinchazón y gases. No sería mala idea eliminar las bebidas carbonatadas de su dieta de forma permanente.

Si descubre que está teniendo dificultades para mantenerse hidratado, hable con su médico para evaluar la posibilidad de recomendarle una bebida con electrolitos como Gatorade bajo en calorías.

En su lugar, necesita consumir líquidos claros sin azúcar. Le ayudaría si también tratara de consumir al menos ocho vasos de agua pura al día. En esta fase puede consumir:

- Paletas sin azúcar

- Café o té descafeinado

- Consomé

- Gelatina

Segunda Fase

Aproximadamente de una semana a diez días después de la cirugía, la mayoría de las personas volverán a sentir hambre. Esto es algo bueno, pero eso no significa que esté listo para ingerir alimentos sólidos. Su sistema no es capaz de digerirlos todavía, y puede llevarle a tener complicaciones como vómitos. Durante este tiempo, podrá cambiar a una dieta líquida más completa que sea alta en proteína. El objetivo de esta fase es comer una amplia variedad de nutrientes saludables, pero también mantenerse alejado de los alimentos excesivamente azucarados y que no proporcionan nutrientes.

Los alimentos a evitar son:

- Alimentos robustos, como sopa de verduras

- Alimentos altos en grasa, como el yogur de leche entera

- Comida azucarada

En la segunda fase, debe continuar bebiendo suficiente agua e incorporar tanta proteína en su dieta como sea posible. Esto suele hacerse mediante el consumo de proteína en polvo. Debe asegurarse de que la proteína no contenga azúcar.

Lo recomendable es consumir alrededor de 20 gramos de proteína diariamente. La ingesta debe limitarse a aproximadamente media taza de líquido en cada comida. Los alimentos sin azúcar pueden incluir:

- Puré de manzana bajo en azúcar diluido con agua

- Yogur o helado sin grasa y sin azúcar

- Sopa de fideos con consistencia suave

- Desayunos instantáneos sin azúcar agregada

- Jugos diluidos

- Sorbete, pudín o helado sin azúcar

- Sopas cremosas muy ligeras

- Batidos nutricionales sin azúcar

- Cereales ligeros como avena o crema de trigo

- Leche sin azúcar

- Cremas y sopas ligeras a base de caldo sin trozos de carne o verdura

- Batidos de proteína en polvo

- Bebidas instantáneas para el desayuno

Cuando llegue al final de la segunda semana, o al comienzo de la tercera, podría comenzar a agregar alimentos en puré y más robustos. Aun así, debe tratar de mantenerse alejado del exceso de azúcar y de los alimentos altos en grasa. Los alimentos procesados deben evitarse por completo.

Además de los alimentos permitidos que se han mencionado anteriormente, puede comenzar a comer lo siguiente al término de la segunda semana:

- Pescado blanco en puré

- Huevos revueltos

- Alimentos en puré y batidos, siempre y cuando sean bajos en azúcar

- Alimento para bebés

- Atún o pollo enlatado en puré

- Puré de patata

- Puré de batata

- Avena ligera

- Yogur griego

Durante esta etapa, deberá consumir entre 60 y 80 gramos de proteína por día. Por ejemplo, el pescado, huevos y el yogur griego son muy ricos en proteína. Para sentirse satisfecho, es importante que su ingesta de proteína sea adecuada. Puede consumirla como la primera parte de su comida.

Sus comidas deben incluir no más de media taza de líquidos. Esto significa que es necesario comer varias porciones pequeñas a lo largo del día.

Tercera Fase

En esta etapa es donde paulatinamente podrá añadir alimentos blandos a su dieta. Debe continuar consumiendo de 60 a 80 gramos de proteína todos los días y asegurarse de mantenerse bien hidratado. Puede comer todo lo sugerido en puré, pero debe evitar consumir:

- Arroz blanco y pasta

- Verduras crudas

- Alimentos grasos como la mantequilla y el aceite

- Semillas y cáscara de frutas y verduras

- Pan

- Comida azucarada

El consumo de una dieta alta en proteína y rica en nutrientes le ayudará a continuar sintiéndose satisfecho y acelerará su recuperación. Algunas de las mejores opciones incluyen:

• Sopas, incluso aquellas con trozos pequeños

• Verduras ablandadas

• Huevos

• Queso bajo en grasa

• Pescado blando

• Carnes frías con poca grasa

• Humus

• Puré de plátano o mango muy maduros

• Frutas enlatadas en zumos naturales

• Queso cottage

• Tofu suave

Debe asegurarse de seguir tomando un batido de proteína a diario y limitar la cantidad de cafeína que bebe a solo una o dos tazas por día, pero solo si su médico le indica que puede hacerlo. También es recomendable atenerse a alimentos más blandos, ya que las especias pueden causar acidez estomacal.

Cuarta Fase

Cuatro semanas después de la cirugía es seguro comenzar la transición a alimentos sólidos. En esta fase, deberá continuar tomando un batido de proteína y consumir entre 60 y 80 gramos de proteína diariamente. Debe asegurarse de mantenerse hidratado, pero debe dejar de beber 30 minutos antes de comenzar a comer.

Es recomendable tomar un multivitamínico bariátrico diariamente, pero solo si su médico le indica que puede hacerlo. Este régimen debe centrarse en mantener tres comidas pequeñas durante el día y dos bocadillos pequeños. Nuevamente, debe evitar comer bocadillos en alimentos procesados o azucarados bajos en fibra.

En este punto, es seguro comer la mayoría de los tipos de alimentos. Debe continuar comiendo alimentos ricos en proteína de las fases anteriores y puede incluir alimentos como:

- Pequeñas cantidades de fruta

- Vegetales

- Carnes magras

- Pescado

- Requesón bajo en grasa

Es recomendable evitar el consumo de calorías en sus bebidas. Esto le hará sentir menos satisfecho que consumir alimentos sólidos, y puede crear déficits nutricionales. Algunos de los alimentos a evitar son:

- Alimentos muy altos en calorías

- Postres

- Sodas

- Comida frita

- Aceites de cocina

- Alimentos envasados como tortas de patata

- Aperitivos azucarados

- Granos blancos y pan

Alimentos a Evitar

Después de algunos meses de la cirugía, su médico lo guiará a través de las diferentes fases para asegurarse de que todo marche de manera normal. Después de eso, usted deberá continuar alimentándose de manera correcta, y es aquí donde puede ser que algunas personas cometan errores.

Algunos pacientes de cirugía bariátrica cometen el error de creer que, una vez que hayan consumido alimentos sólidos, pueden comenzar a comer lo que les apetezca. Otros creen que algunos alimentos están permanentemente fuera de su dieta y que tendrán que recurrir el pasillo de alimentos para bebés para siempre. Todas estas personas están equivocadas. La mayoría de los pacientes podrán tolerar la mayoría de los alimentos, pero no siempre son recomendados.

Los siguientes ocho alimentos son aquellos que debe evitar después de su cirugía, incluso una vez que vuelva a consumir alimentos sólidos:

1. Alimentos que contienen calorías vacías

Debido a que después de la cirugía, su estómago se ha reducido hasta el tamaño de un huevo, es necesario proporcionarle suficientes nutrientes diarios, y puede hacerlo tomando decisiones acertadas en su dieta. Eso significa que debe evitar los alimentos que no proporcionan nutrientes. Estos incluyen palomitas de maíz, pasteles de arroz, pretzels, patatas fritas, dulces y pasteles. Si consume estos alimentos con frecuencia, podría desnutrirse o volver a ganar algo de peso. Los alimentos que están llenos de azúcar o fritos pueden ocasionar el síndrome de Dumping. Esto no significa que tenga que evitarlos del todo. Puede comer un poco en fiestas u ocasiones especiales siempre que coma alimentos más saludables y estos alimentos no representen la mayor parte de su dieta. (Si va a consumirlos, lo recomendable es una vez al mes).

2. Alcohol

El alcohol posee una gran cantidad de calorías, y su médico le recomendará evitarlo como parte de su dieta posterior a la cirugía. Al igual que todos los líquidos, las bebidas alcohólicas ocuparán un espacio importante en su estómago que realmente debería ser absorbido por alimentos que estén llenos de minerales y vitaminas. Además, la absorción de alcohol aumentará dramáticamente después de la cirugía, lo que puede generar una intoxicación más rápida.

Por lo general, a los pacientes se les recomienda beber dos litros de agua todos los días, o bebidas sin azúcar o cafeína. Es importante recordar que no debe ingerir sus bebidas con alimentos durante 30 minutos antes o después de la comida. Esto es importante porque le ayudará a sentirse más satisfecho y mantendrá espacio en su estómago para nutrientes importantes.

3. Alimentos Secos

Dado que no puede consumir líquidos mientras come, probablemente sea una buena idea mantenerse alejado de los alimentos secos, al menos cuando comience la fase cuatro. Los alimentos como la granola o las nueces pueden ser muy difíciles de ingerir. El cereal regular es recomendable si se combina con leche baja en grasa. Cuando desee comenzar a agregar algunos de estos alimentos, pruebe con un trozo muy pequeño para comprobar si puede tolerarlo. Si no puede, no se desanime. A medida que continúe sanando, es posible que comience a consumir una mayor cantidad de este tipo de alimentos.

4. Pasta, pan, y arroz

Dado que la pasta, el arroz y el pan son ricos en almidón, pueden crear una pasta en la garganta que será difícil de ingerir sin algún tipo de líquido. A veces pueden bloquear el estoma, que es la sujeción a la bolsa en su estómago. No tiene que deshacerse completamente de los alimentos ricos en almidón, pero es recomendable evitarlos en un principio. Al consumirlos, asegúrese de hacerlo en porciones muy pequeñas e ingerirlos en bocados pequeños.

5. Vegetales fibrosos y frutas

Es recomendable consumir vegetales y frutas en su dieta, pero debe mantenerse alejado de los vegetales fibrosos difíciles de digerir. Los espárragos, la col, el brócoli, el maíz y el apio son verduras que debe evitar durante sus primeros días. Con el tiempo, es posible que pueda tolerar estos alimentos, pero por el momento, debe comer verduras blandas y cocidas que no tengan piel. Los guisantes y las judías son excelentes opciones porque le brindan a su sistema la proteína extra que necesitará para mantener una nutrición adecuada.

6. Comida alta en grasa

El consumo de alimentos grasos inmediatamente después de la cirugía hará que sienta náuseas y no es recomendable para tener éxito en la pérdida de peso a largo plazo. Evite los quesos duros, la leche entera, la mantequilla, las salchichas y el tocino, y elija opciones con menos grasa. En su lugar, elija quesos bajos en grasa, pavo, pollo, carne de res magra y sándwiches bajos en grasa. Demasiada grasa también puede conducir al síndrome de Dumping.

7. Bebidas altas en cafeína y azúcar

Cualquier fructosa, azúcar o jarabe de maíz deberán evitarse después de la cirugía. Algunos jugos de frutas y todos los refrescos azucarados terminarán conduciendo al síndrome de Dumping. En su lugar, puede tomar café descafeinado, bebidas envasadas sin azúcar, agua y té. La cafeína causa deshidratación, por lo que, mientras su cuerpo aún se está adaptando a su nuevo estómago, trate de evitarla.

8. Carnes

Un hábito que los pacientes bariátricos deben aprender después de someterse a una cirugía es masticar su comida lo suficiente. Cuanto más mastique la comida, más fácil será ingerirla y digerirla. Masticar es extremadamente importante al comer carne. Las carnes magras son una pieza clave en su dieta porque es importante que consuma una alta cantidad de proteína. Mientras se acostumbra a masticar su comida, elija carnes que no tengan cartílago o grasa. Comience con bocados del tamaño de un borrador de lápiz. Manténgase alejado del jamón, los perritos calientes, las chuletas de cerdo y el bistec. Elija pescado, pollo al horno, pavo o pollo picado en su lugar.

Existe una gran curva de aprendizaje cuando se trata de la dieta de manga gástrica. Eventualmente lo dominará, y más adelante descubrirá que puede volver a comer con normalidad. Escuche a su cuerpo y siga las instrucciones que le proporcione su médico, incluso años después de su cirugía. Todo esto asegurará que mantenga una relación saludable con los alimentos.

Selección de Alimentos Adecuados

Al momento de seleccionar sus alimentos, deberá elegir aquellos con alto contenido de proteína, bajos en carbohidratos y grasas saludables. Los alimentos altos en grasas saludables son:

- Aceite de coco

- Mantequilla de nueces

- Sardinas

- Nueces

- Salmón

- Aguacates

- Una guía general para seleccionar sus alimentos:

- Elija carnes muy magras.

- Conservas de salmón y atún.

- Evite alimentos picantes y grasientos. Podrá consumir especias posteriormente con moderación.

- Evite la leche entera.

- Consuma alimentos que sean ricos en nutrientes: huevos, carnes, verduras y frutas.

- Planifique sus comidas.

- Asegúrese de que su familia se mantenga involucrada en sus decisiones de alimentación saludable.

- Adquiera alimentos saludables.

- Trate de limitar o eliminar completamente los postres.

- Evite las tentaciones deshaciéndose de la comida chatarra.

- Evite la comida rápida.

- Limite comer fuera de casa.

- Asegúrese de tomar vitaminas y suplementos nutricionales de calidad.

- Mantenga su consumo de agua separado de sus comidas por al menos 30 minutos.

- Introduzca los alimentos nuevos de manera paulatina.

- El tamaño de sus porciones no debe superar el tamaño de su puño.

Complicaciones

El síndrome de Dumping es la complicación más común que puede experimentar después de su cirugía, especialmente una vez que comienza a comer alimentos sólidos. El síndrome de Dumping ocurrirá cuando los alimentos dulces o grasosos se consuman demasiado rápido o en una cantidad elevada.

Cuando esto suceda, el estómago rechazará la comida en el intestino delgado antes de que haya tenido tiempo de descomponerla adecuadamente. Cuando se produce el síndrome de Dumping, es probable que sienta náuseas, cólicos, diarrea, vómitos, sudoración o un aumento de la frecuencia cardíaca. Estos síntomas generalmente desaparecerán después de una o dos horas. Sin embargo, el síndrome de Dumping es muy desagradable, por lo que es mejor hacer lo posible para evitar que esto suceda.

Para ayudarle a reducir el riesgo de experimentar este síndrome, deberá:

- Masticar adecuadamente.

- Comer de manera lenta y constante.

- Evitar consumir carbohidratos refinados o alimentos con alto contenido de azúcar.

Algunos alimentos son más difíciles de digerir que otros y por lo tanto debe consumirlos con moderación:

- Judías

- Maíz

- Granos integrales

- Nueces

- Uvas

- Mariscos

- Cerdo

- Carne de res

Consejos y Recomendaciones

A continuación, presentamos algunas pautas y consejos generales que pueden ayudarle a tener éxito en su dieta de manga gástrica:

- Evite los fármacos anti-inflamatorios no esteroideos como el naproxeno, la aspirina y el ibuprofeno. Estos tipos de medicamentos para el dolor de venta libre pueden reducir la capa natural protectora de su estómago.

• Incluya el ejercicio en su vida. Comience a caminar y luego intente otros tipos de ejercicios que sean de su agrado, como el yoga, el baile y la natación.

• Hable con su médico acerca de los suplementos y vitaminas para ayudarle a elegir cuáles debe tomar.

• Evite beber y comer al mismo tiempo.

• Para evitar la deshidratación, asegúrese de beber un sorbo de agua o bebidas con electrolitos bajas en calorías.

• Evite las comidas rápidas, procesadas, fritas y con grasas trans.

• Evite los azúcares concentrados.

• Evite alimentos con calorías vacías.

• Coma y mastique despacio.

• No coma en exceso porque su estómago se estirará con el tiempo y se estabilizará en tamaño.

• Aprenda a notar la diferencia entre el hambre físico y el apetito emocional o mental.

• Use un procesador de alimentos o una licuadora para preparar purés.

Recetas Pre Cirugía

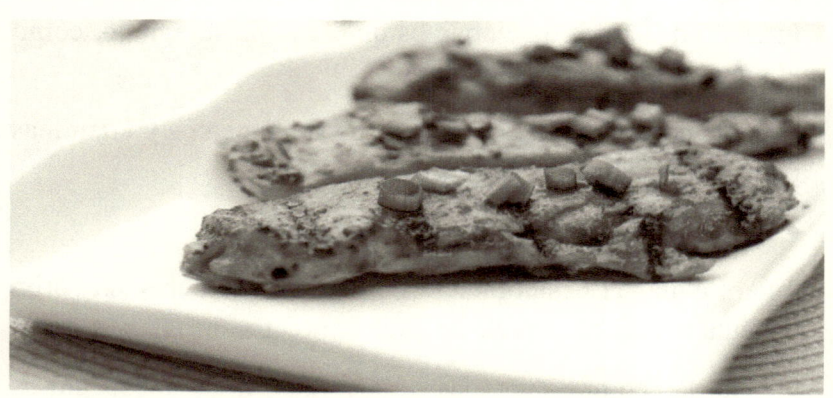

Pollo Oriental a la Parrilla

Preparación: 5 minutos

Cocción: 10 minutos

Porciones – 4

Ingredientes:

½ cucharada de jengibre molido

680 gramos de pechuga de pollo deshuesada y sin piel

¼ de cucharada de pimienta

2 cucharadas de salsa de soya ligera

½ cucharada de sal

2 cucharadas de mayonesa

2 cucharadas de vinagre de arroz

1 ½ cucharadas de miel

1 cucharada de salsa Sriracha

2 dientes de ajo picados

Preparación:

1. Comience mezclando el jengibre, la pimienta, la sal, la mayonesa, el vinagre de arroz, la salsa de soya, la miel, la salsa Sriracha y el ajo hasta obtener una mezcla suave. Si lo desea, puede mezclarlos en la licuadora.

2. Agregue el pollo a una bolsa con cierre y añada el adobo. Agite para cubrir el pollo. Marinar el pollo durante al menos 30 minutos.

3. Calentar la parrilla a fuego medio-alto. Rocíe con un poco de aceite en aerosol antiadherente si es necesario. Coloque el pollo en la parrilla. Deseche el adobo restante. Cocine el pollo a 165 grados.

4. Sirva con un poco de cilantro si lo desea.

Calorías: 219

Grasas: 7.1 g

Proteína: 32.4 g

Carbohidratos: 4.3 g

Fajitas de Res

Preparación: 3 horas 15 minutos

Cocción: 15 minutos

Porciones – 6

Ingredientes:

Adobo:

¼ de taza de cilantro picado

½ cucharada de pimienta

1 cucharada de ajo picado

1 cucharada de sal

1 cucharada de paprika

2 cucharadas de chile en polvo

½ cucharada de hojuelas de pimiento rojo

2 cucharadas de comino

3 cucharadas de aceite de oliva

2 cucharadas de salsa inglesa

¼ de taza de jugo de piña sin azúcar

1/3 de taza de zumo de limón

Fajitas:

2-3 pimientos morrón

1 chile poblano rebanado

2 cebollas blancas rebanadas

1 cucharada de aceite

900 gramos de filete de res

Preparación:

1. Mezcle todos los ingredientes para el adobo en un tazón poco profundo. Pruebe para comprobar si necesita ajustar alguno de los condimentos. Cubra el filete con el adobo y déjelo reposar durante al menos dos a cuatro horas en el refrigerador. Saque el filete del refrigerador 30 minutos antes de cocinarlo.

2. Caliente a fuego alto una sartén de hierro fundido. Fría la carne durante tres a cinco minutos de cada lado a fuego medio. Baje el fuego de ser necesario. Retire el filete y déjelo reposar un poco antes de cortarlo. Cortarlo en rebanadas finas.

3. Agregue el resto del aceite a la sartén y añada los pimientos, el chile poblano y la cebolla. Mezcle las verduras y cocine un par de minutos, o hasta que estén blandas. Sazone con un poco de pimienta y sal.

4. Sirva en platos hondos o con tortillas, o disfrútelo solo.

Calorías: 361

Grasas: 24.2 g

Proteína: 24.5 g

Carbohidratos: 13.1 g

Pollo en Salsa de Ajo y Limón

Preparación: 10 minutos

Cocción: 20 minutos

Porciones – 4

Ingredientes:

2 cucharadas de perejil picado

¼ de taza de crema espesa

½ cucharada de hojuelas de pimiento rojo

2 cucharadas de mantequilla salada

2 cucharadas de jugo de limón

1/3 de taza de chalotes picados en cubos

1 cucharada de aceite de oliva

1 cucharada de ajo picado

1 taza de consomé de pollo

Pimienta

Sal

4 pechugas de pollo deshuesadas y sin piel

Preparación:

1. Corte el pollo a media pulgada de espesor. Sazone con pimienta y sal.

2. Mezcle las hojuelas de pimiento rojo, el ajo, el jugo de limón y el consomé de pollo.

3. Caliente la parrilla del horno en el tercer soporte inferior a 375 grados.

4. Agregue aceite de oliva a una sartén y coloque el pollo. Cocine durante dos o tres minutos por cada lado. El pollo no

tiene que estar completamente cocinado en este punto. Reserve.

5. Baje el fuego y añada los chalotes a la mezcla de consomé de pollo. Aumente el calor y deje que la salsa hierva a fuego lento, durante 10 a 15 minutos, o hasta que quede aproximadamente un tercio de taza de la salsa.

6. Una vez que la salsa esté espesa, retire del fuego y agregue la mantequilla hasta que esté completamente derretida. Bata la crema espesa. Coloque de nuevo en el fuego, sin dejar que hierva. Agregue el pollo y cubra con la salsa. Colóquelo en el horno y cocine durante cinco a ocho minutos, o hasta que el pollo esté cocido.

7. Adorne con perejil.

Calorías: 302

Grasas: 16.1 g

Proteína: 33.9 g

Carbohidratos: 4.6 g

Batido de Proteína con Chocolate Blanco

Preparación: 0 minutos

Cocción: 3 minutos

Porciones – 1

Ingredientes:

½ cucharada de budín de chocolate blanco sin azúcar

1 cucharada de proteína de vainilla en polvo

6 cubos de hielo

8 onzas de leche de almendras sin azúcar

Preparación:

    1. Coloque todos los ingredientes en la licuadora y mezcle hasta quedar completamente incorporados.

Calorías: 295

Grasas: 3 g

Proteína: 23 g

Carbohidratos: 10 g

Batido de Proteína de Vainilla

Preparación: 0 minutos

Cocción: 3 minutos

Porciones – 1

Ingredientes:

Una pizca de nuez moscada

½ cucharada de proteína natural en polvo

½ cucharada de proteína de vainilla en polvo

6 cubos de hielo

6 onzas de leche de almendras y vainilla sin azúcar

Preparación:

>   1. Coloque todos los ingredientes en la licuadora y mezcle hasta quedar completamente incorporados. Espolvoree un poco de nuez moscada si lo desea.

Calorías: 295

Grasas: 3 g

Proteína: 24 g

Carbohidratos: 5 g

Estofado de Vegetales

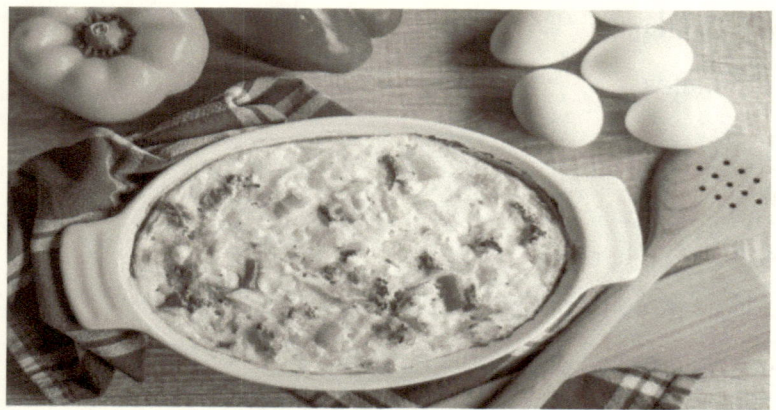

Preparación: 20 minutos

Cocción: 45 minutos

Porciones – 10-12

Ingredientes:

1 taza de queso rallado

Pimienta

Sal

¼ de taza de salsa picante

1/3 de taza de mezcla mitad leche y mitad crema

10 huevos

20 onzas de patatas rebanadas

2 tazas de espinacas baby

2 pimientos morrón picados

½ cebolla roja picada

2 cucharadas de ajo picado

8-10 champiñones rebanados

2 cucharadas de aceite

Preparación:

1. Coloque una cucharada de aceite en una sartén a fuego medio. Agregue los champiñones y déjelos cocinar durante cuatro minutos, o hasta que empiecen a dorarse. Añada un poco de sal, ajo y la cebolla, y cocine durante dos minutos. Reserve en un plato. Agregue el aceite restante y cocine los pimientos durante un minuto. Añada las espinacas baby y cocine hasta ablandar. Reservar.

2. Rocíe un molde para hornear de 9 por 13 pulgadas con aceite en aerosol antiadherente. Distribuya las patatas ralladas en el interior. Cocínelas lo más uniforme posible. Añada las verduras sobre las patatas y reserve.

3. Coloque el molde en el centro de su horno y caliente a 375 grados.

4. Agregue la salsa picante, la mezcla mitad leche y mitad crema, el huevo, la pimienta y la sal en un tazón grande y mézclelos. Vierta sobre las verduras y cubra con el queso. Sazone al gusto.

5. Introduzca el tazón en el horno y cocine sin tapar durante 45 a 50 minutos. Los huevos deben estar cocinados y el queso dorado. Deje reposar durante aproximadamente diez minutos antes de cortar.

Calorías: 172

Grasas: 9.9 g

Proteína: 9.3 g

Carbohidratos: 11.6 g

Rollos de Lechuga con Pollo a la Naranja

Preparación: 5 minutos

Cocción: 15 minutos

Porciones – 10-12

Ingredientes:

Para la salsa de naranja:

2 cucharadas de agua

2 cucharadas de salsa de soya

½ cucharada de fécula de maíz

½ cucharada de hojuelas de pimiento rojo

½ cucharada de jengibre

½ cucharada de ajo picado

¼ de taza de azúcar moreno

2 cucharadas de vinagre de sidra de manzana

1 cucharada de ralladura de naranja

½ taza de jugo de naranja

Para el relleno del pollo:

Semillas de sésamo, hojas de lechuga y cebollín

10.5 onzas de naranjas

2 cucharadas de ajo picado

500 gramos de pollo picado

1 cucharada de aceite

Preparación:

1. Coloque todos los ingredientes de la salsa en un frasco. Tape el frasco y agite hasta que los ingredientes estén completamente mezclados.

2. Vierta la salsa en una cacerola y caliente a fuego medio. Una vez que la salsa comience a hervir, baje el fuego y cocine durante un par de minutos. La salsa debe cubrir una cuchara. Retire del fuego y deje enfriar.

3. Agregue el aceite. Añada el pollo y divídalo en trozos más pequeños con una cuchara de madera.

4. Agregue el ajo y cocine durante cinco a siete minutos, o hasta que el pollo se haya cocinado por completo.

5. Vierta la salsa sobre el pollo y cocine por uno o dos minutos más. Sazone con un poco de pimienta y sal.

6. Dejar enfriar el relleno durante un momento antes de rellenar las hojas de lechuga. Cubra el relleno con semillas de sésamo y rodajas de naranja una vez que llene las hojas de lechuga.

Calorías: 112

Grasas: 4.9 g

Proteína: 8.6 g

Carbohidratos: 8.5 g

Batido de Proteína de Vainilla con una Pizca de Naranja

Preparación: 5 minutos

Cocción: 0 minutos

Porciones – 1

Ingredientes:

6 cubos de hielo

1 cucharada de jugo de naranja

1 cucharada de proteína de vainilla en polvo

2 cucharadas de requesón 2%

6 onzas de leche de almendras sin azúcar

Preparación:

1. Coloque todos los ingredientes en la licuadora y mezcle hasta quedar completamente incorporados.

Calorías: 250

Grasas: 2 g

Proteína: 24 g

Carbohidratos: 5 g

Pollo Griego a la Parrilla

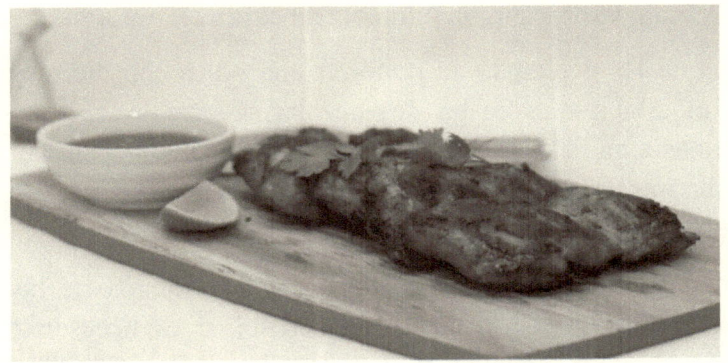

Preparación: 5 minutos

Cocción: 10 minutos

Porciones – 4

Ingredientes:

1 cucharada de vinagre de vino tinto

3 cucharadas de aceite de oliva

1 cucharada de ajo picado

½ cucharada de romero picado

¼ de cucharada de pimienta cayena

3 cucharadas de jugo de limón fresco

1 cucharada de tomillo fresco

½ cucharada de orégano seco

½ cucharada de pimienta

½ cucharada de sal

680 gramos de pechuga de pollo deshuesada y sin piel

Preparación:

1. En un tazón pequeño, mezcle el ajo picado, la sal, el jugo de limón, la pimienta, el aceite de oliva, el romero, el vinagre de vino tinto, el orégano, la pimienta de cayena y el tomillo.

2. Coloque las pechugas de pollo en una bolsa con cierre y vierta el adobo que acaba de mezclar. Cierre la bolsa y agítela hasta que el pollo haya sido cubierto. Deje marinar el pollo durante al menos diez minutos. Cuanto más se marine, más sabor tendrá.

3. Caliente la parrilla, ya sea interior o exterior. Rocíe las rejillas con un poco de aceite en aerosol si es necesario. Coloque el pollo en la parrilla y deseche cualquier adobo sobrante. Cocine el pollo durante cinco o seis minutos por cada lado o hasta que alcance una temperatura interna de 165 grados.

4. Puede servir con un poco de perejil picado si lo desea.

Calorías: 191

Grasas: 5.5 g

Proteína: 32.1 g

Carbohidratos: 1.4 g

Camarones con Ajo en Salsa de Mantequilla- Listos en 15 minutos

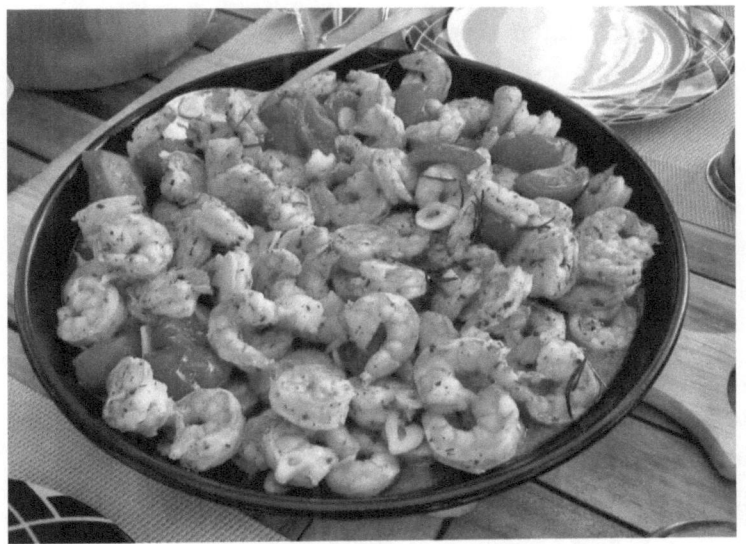

Preparación: 10 minutos

Cocción: 5 minutos

Porciones – 4

Ingredientes:

Pimienta

Sal

3 cucharadas de mantequilla en cubos

6-8 dientes de ajo picado

¼ de taza de perejil picado

1 cucharada de alcaparras en salmuera

2 cucharadas de jugo de limón

500 gramos de camarones limpios

½ cucharada de hojuelas de pimiento rojo

1 cucharada de aceite de oliva

Preparación:

1. Caliente una sartén a fuego alto. Agregue las hojuelas de pimiento rojo y el aceite de oliva y cocine durante 30 segundos. Esto infunde las hojuelas en el aceite.

2. Coloque los camarones en la sartén y distribúyalos para que se cocinen uniformemente. Cocine por aproximadamente un minuto. Gírelos según sea necesario. Agregue las alcaparras, el jugo de limón y el ajo, y cocine durante un minuto más.

3. Agregue la mitad del perejil y la mantequilla en cubos. Agite la sartén para que la mantequilla comience a derretirse lentamente. Cocine durante dos o tres minutos o hasta que la mantequilla se derrita.

4. A medida que la mantequilla se derrite, comenzará a crearse una salsa espesa. Añada el resto de perejil y mezcle. Los camarones deben volverse opacos. Si la salsa comienza a espesarse demasiado, puede retirar los camarones y agregar una cucharadita de agua para diluir la salsa hasta obtener una consistencia favorable.

5. Esta receta únicamente es para hacer suficiente salsa para cubrir los camarones, pero es lo suficientemente deliciosa como para servirse junto con un poco de pasta o arroz.

Calorías: 190

Grasas: 13.3 g

Proteína: 15.7 g

Carbohidratos: 1.8 g

Barbacoa a Fuego Lento

Preparación: 10 minutos

Cocción: 4 horas 10 minutos

Porciones – 10-12

Ingredientes:

½ cebolla mediana rebanada

2 hojas de laurel

1 cucharada de pimienta

1 cucharada de aceite

1 cucharada de puré de tomate

1 cucharada de sal

¼ de cucharada de clavos molidos

2 ½ cucharadas de orégano

4 cucharadas de comino

½ taza de caldo de res

2 cucharadas de jugo de limón

2 chiles chipotle

5 dientes de ajo

3 cucharadas de vinagre de sidra de manzana

1 kilo 350 gramos de aguja de res sin grasa, cortada en trozos de 2 pulgadas

Preparación:

1. Agregue la pimienta, la sal, el aceite, el puré de tomate, los clavos, el orégano, el comino, el caldo de res, el jugo de limón, los chiles chipotle, el ajo y el vinagre de manzana en una licuadora y mezcle hasta incorporar por completo.

2. Coloque la carne de res, la cebolla en rodajas y las hojas de laurel en una olla de cocción lenta.

3. Vierta la salsa del paso uno sobre la carne. Mezcle todo para combinar. Coloque la tapa en la olla a fuego bajo y cocine durante seis a ocho horas. Si desea que se cocine más rápido, puede cocinarla a fuego alto durante tres o cuatro horas. La carne debe estar suave.

4. Retire las hojas de laurel. Con la ayuda de dos tenedores, triture la carne en pedazos más pequeños. Coloque la carne de nuevo en los jugos. Vuelva a colocar la tapa en la olla y cocine durante otros 10-15 minutos para que la carne absorba todos los jugos.

5. Sirva a su gusto.

Calorías: 180

Grasas: 7.7 g

Proteína: 24.8 g

Carbohidratos: 3.4 g

Salmón al Horno con Salsa Chimichurri

Preparación: 5 minutos

Cocción: 15 minutos

Porciones – 4

Ingredientes:

¼ de cucharada de hojuelas de pimiento rojo

1 cucharada de jugo de limón

2 cucharadas de hojas de cilantro

½ taza de perejil

2 cebollines picados

1 cucharada de vinagre de vino tinto

Pimienta

Sal

3 dientes de ajo picados

¼ de taza más una cucharada de aceite de oliva

Medio kilogramo de salmón

Preparación:

1. Retire el salmón de la nevera y déjelo reposar a temperatura ambiente durante al menos 15 minutos antes de cocinarlo. Coloque la parrilla en el medio de su horno y caliente a 375 grados.

2. Coloque el salmón en una sección de papel de aluminio que sea lo suficientemente grande para doblarlo y sellarlo.

3. Con un cepillo, cepille el pescado con una cucharada de aceite de oliva y espolvoree con un poco de pimienta y sal,

así como un diente de ajo picado. Cubra el salmón con papel de aluminio y envuélvalo para que todo esté sellado.

4. Introduzca el pescado en el horno y cocine durante 12 a 14 minutos, o hasta que esté firme y se desmenuce fácilmente. Mientras se cocina el salmón, procure revisarlo. Dependiendo de lo grueso que sea el filete, es posible que tenga que cocinarlo un poco más.

5. Para la salsa, agregue un cuarto de cucharadita de pimienta, media cucharadita de sal, hojuelas de pimiento rojo, jugo de limón, vinagre de vino tinto, cilantro, perejil, cebollines, ajo y un cuarto de taza de aceite de oliva en la licuadora y mezcle hasta formar una salsa espesa.

6. Una vez que el salmón haya terminado de cocinarse, retírelo del horno y coloque una cucharada de salsa encima. Colóquelo nuevamente en el horno y déjelo asar por dos o tres minutos. Asegúrese de que el pescado no se queme. Retire del horno y sirva con el resto de la salsa.

Calorías: 456

Grasas: 36 g

Proteína: 29.6 g

Carbohidratos: 2.6 g

Ensalada de Coles de Bruselas con Aderezo Miso de Jengibre

Preparación: 15 minutos

Cocción: 15 minutos

Porciones – 4-6

Ingredientes:

Para el aderezo:

2 cucharadas de miel

1 ½ cucharadas de pasta de miso blanco

1 cucharada de salsa de soya baja en sodio

1 cucharada de aceite de sésamo

1 cucharada de vinagre de arroz

1 cucharada de jengibre rallado

2 cucharadas de jugo de limón

2 cucharadas de aceite de canola

Para la ensalada:

Tiras de wonton y semillas de sésamo (para servir)

½ taza de maní picado

1 chile serrano en rodajas

1 ½ tazas de pollo en tiras cocido

4 cebollines finamente rebanados

½ taza de cilantro picado

7-8 tazas de col de Bruselas rallada y col rizada picada

Preparación:

1. Coloque todos los ingredientes del aderezo en la licuadora y mezcle hasta incorporar. También puede mezclarlo todo en un tazón.

2. Mezcle todos los ingredientes de la ensalada y agregue el aderezo. Mezcle todo para combinar.

3. Sirva la ensalada con tiras de wonton y semillas de sésamo.

Calorías: 234

Grasas: 14.8 g

Proteína: 13.1 g

Carbohidratos: 15.8 g

Recetas Primera Fase

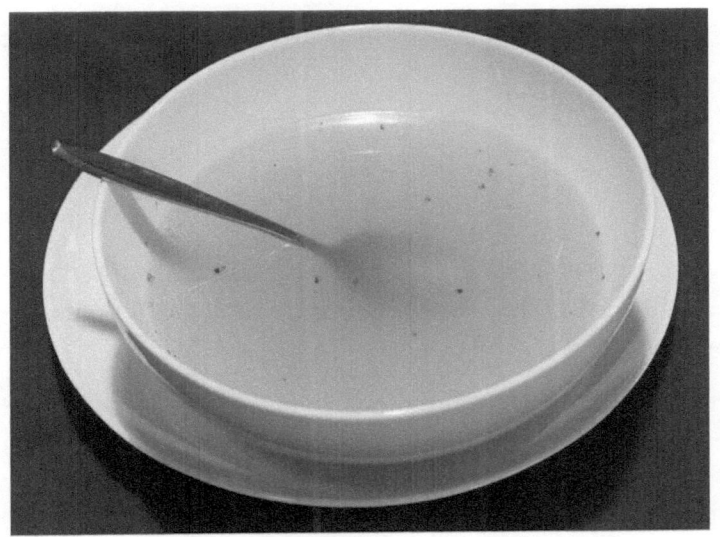

Consomé de Pollo

Preparación: 10 minutos

Cocción: 5-6 horas

Porciones – 16

Ingredientes:

Agua

2 rodajas de limón

1 cucharada de vinagre de sidra de manzana

½ cucharada de granos de pimienta

2 cucharaditas de sal de mar

5 tallos de perejil

3-5 ramitas de tomillo

Una hoja de laurel

4-5 dientes de ajo

2 tallos de apio

2 zanahorias peladas

1 cebolla en trozos

Pollo entero

Preparación:

1. Coloque una olla de seis a ocho cuartos con tapa en la estufa. Limpie el pollo, asegurándose de remover todo en su interior.

2. Agregue todos los ingredientes en la olla y añada suficiente agua para cubrirlos. Coloque la tapa, asegurándose de que encaje bien y deje que hierva. Baje el fuego y hierva a fuego lento durante cuatro horas.

3. Si usa un pollo entero, retire la carne después de dos horas para que no se cocine demasiado y agregue los huesos nuevamente a la olla.

4. Puede conservar la carne para su uso posterior.

5. La olla debe permanecer cerrada para que el líquido no se evapore.

6. Una vez cocido, cuele el consomé a través de un colador de malla. Deseche todo excepto el líquido.

7. Permitir que el caldo alcance la temperatura ambiente y posteriormente reservarlo en recipientes de un cuarto de galón en la nevera durante tres días, o puede congelarlo durante seis meses.

Calorías: 10

Grasas: .6 g

Proteína: .7 g

Carbohidratos: .7 g

Mojito de Menta sin Alcohol

Preparación: 3 minutos

Cocción: 30 minutos

Porciones – 1

Ingredientes:

1 onza de jugo de limón

½ taza de hojas de menta frescas

½ taza de edulcorante natural

2 tazas de agua

Preparación:

1. Coloque el agua y el edulcorante en una olla y hierva durante cinco minutos, o hasta que se haya espesado hasta formar un jarabe.

2. Coloque las hojas de menta en un frasco de vidrio y vierta el jarabe. Cubra el frasco y déjelo reposar durante al menos 20 minutos. Puede usar esta mezcla en el momento, o puede guardarla para después.

3. Coloque el hielo en un vaso y vierta una cucharada de jarabe y media taza de agua fría. Añada el zumo de limón y mezcle todo.

4. Puede añadir el jarabe y el jugo de limón a su gusto.

Calorías: 32

Grasas: 0 g

Proteína: 0 g

Carbohidratos: 3 g

Consomé de Pollo a la Pimienta

Preparación: 2 minutos

Cocción: 20 minutos

Porciones – 2

Ingredientes:

1 cucharada de granos de pimienta

2 tazas de consomé de pollo

Preparación:

1. Coloque ambos ingredientes en una olla y cocine a fuego alto hasta que empiece a hervir.

2. Baje el fuego y cocine durante 20 minutos.

3. Retire la olla del fuego y cuele los granos de pimienta. Permita que se enfríe y beba un sorbo cuando sea necesario.

Calorías: 10

Grasas: .6 g

Proteína: .7 g

Carbohidratos: .7 g

Limonada de Fresa sin azúcar

Preparación: 0 minutos

Cocción: 3 minutos

Porciones – 1

Ingredientes:

6 cubos de hielo

½ cucharada de extracto de fresa

1 ½ tazas de agua fría

Jugo de medio limón

Preparación:

1. Mezcle el extracto de fresa, el jugo de limón y el agua. Agregue los cubos de hielo a una taza y vierta la mezcla de fresa. Si lo desea, puede endulzar con edulcorante sin calorías.

Calorías: 12

Grasas: 0 g

Proteína: .1 g

Carbohidratos: 2.1 g

Té Rooibos con Menta

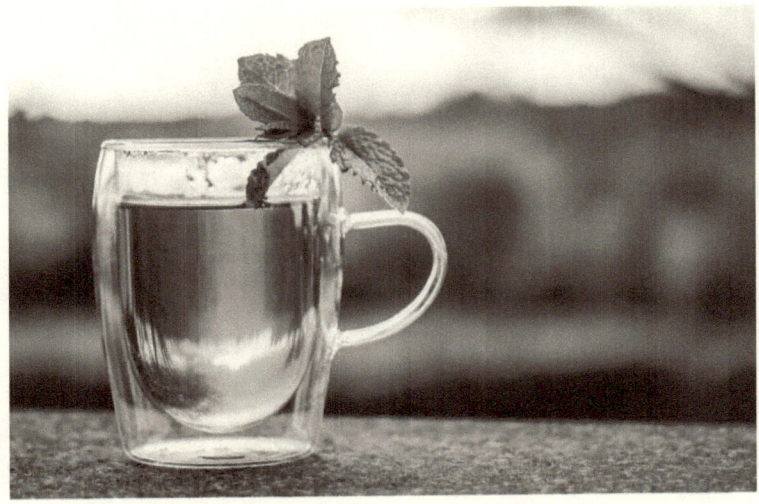

Preparación: 3 minutos

Cocción: 30 minutos

Porciones – 6

Ingredientes:

1 galón de agua hirviendo

1-2 cucharadas de edulcorante (no añadir si acaba de tener la cirugía)

2 cucharadas de menta fresca

1 limón rebanado

6 bolsas de té Rooibos

Preparación:

1. Coloque el agua a fuego alto. Después de que haya comenzado a hervir, apague el fuego y agregue las bolsas de té.

2. Vierta en una jarra y mezcle el resto de los ingredientes. Coloque la jarra a la luz del sol y deje que el té se empape durante al menos 30 minutos.

3. Servir con hielo.

Calorías: 4

Grasas: 0 g

Proteína: .2 g

Carbohidratos: 1.4 g

Sopa de Raíz de Curry

Preparación: 10 minutos

Cocción: 50 minutos

Porciones – 4

Ingredientes:

Un poco de zumo de limón

5 tazas de caldo de verduras

1 cucharada de curry en polvo

2 dientes de ajo machacados

Pimienta

Sal

500 gramos de zanahorias picadas

500 gramos de colinabo picado

2 puerros en rodajas

1 cebolla picada

Aceite en aerosol para cocinar

Preparación:

1. Añada a la sartén aceite en aerosol y deje que se caliente. Agregue las zanahorias, colinabos, puerros y cebollas junto con un poco de pimienta y sal. Enfriar durante aproximadamente 30 minutos, revolviendo ocasionalmente. Agregue un poco de agua o un poco más de aceite si la sartén comienza a verse seca. Las verduras deben ablandarse, pero no deben adquirir un color profundo.

2. Agregue el curry en polvo y el ajo, permitiendo que se cocine por uno o dos minutos.

3. Añada el caldo de verduras. Baje el fuego y hierva a fuego lento durante 15 minutos.

4. Una vez cocido, agregar a una licuadora y mezclar hasta hacer un puré suave. También puede usar una batidora en caso de tenerla.

5. Coloque la mezcla de nuevo en la sartén y agregue un poco de zumo de limón. Verifique la sazón. Sirva con un poco de yogur, hojas de menta o chutney de mango si lo desea.

Calorías: 125

Grasas: 2.5 g

Proteína: 4.5 g

Carbohidratos: 22.3 g

Recetas Fase Dos

Batido de Galletas y Avena

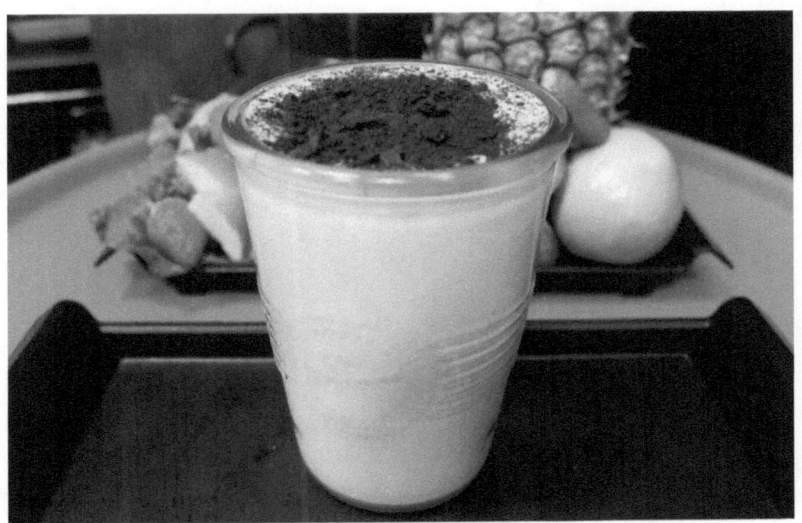

Preparación: 5 minutos

Cocción: 0 minutos

Porciones – 1

Ingredientes:

¼ cucharada de extracto de vainilla

1 cucharada de avena

½ cucharada de canela en polvo

1 taza de leche de almendras baja en grasa

1 cucharada de proteína de vainilla en polvo

Preparación:

1. Agregue la vainilla, la avena, la canela, la leche y la proteína en polvo a la licuadora. Mezclar todo junto. Si desea que su batido sea más denso, puede agregar un poco de hielo.

2. Vierta el batido en un vaso. Si lo desea, puede servirlo con un poco de canela, un par de nueces o un poco de crema baja en grasa.

Calorías: 179

Grasas: 5.1 g

Proteína: 23.5 g

Carbohidratos: 8.3 g

Huevos Revueltos con Puré de Judías Negras

Preparación: 5 minutos

Cocción: 10 minutos

Porciones – 1

Ingredientes:

Para el puré de judías negras:

1 cucharada de proteína en polvo natural

2 cucharadas de caldo de verduras o consomé de pollo

3 cucharadas de salsa verde de enchilada

½ taza de judías negras limpias

Para el huevo:

Una pizca de pimienta

Una pizaca de sal

Huevos

Preparación:

1. Para el puré de judías negras:

2. Después de enjuagar las judías, colóquelas en una olla pequeña y cocine a fuego medio.

3. Agregue dos cucharadas y media de salsa de enchilada a las judías y mezcle. Cocine por otros dos minutos.

4. Añada el consomé de pollo o el caldo de verduras.

5. Agregue la mezcla de frijoles a la licuadora y mezcle.

6. Asegúrese de tener cuidado con la mezcla caliente.

7. Si tiene una batidora, puede usarla también para hacer el puré de judías.

8. Vierta el puré en un tazón.

9. Deje que los granos hechos puré se enfríen un poco y luego mezcle la proteína en polvo hasta que estén totalmente incorporados.

10. Cubra para mantener caliente hasta que haya cocinado el huevo.

11. Refrigere el restante.

12. Para el huevo:

13. Caliente una sartén a fuego medio y, a medida que se calienta, mezcle el huevo con la pimienta y la sal hasta que esté bien incorporado.

14. Vierta el huevo mezclado en la sartén caliente. Con una espátula, revuelva lentamente los huevos hasta que estén completamente cocidos.

15. Una vez que el huevo esté casi cocido, pero todavía tenga una textura líquida, dóblelo sobre sí mismo y luego colóquelo en un plato.

16. Cubra el huevo con una cucharada del puré de judías negras y vierta la salsa de enchilada verde restante en la parte superior.

Calorías: 308

Grasas: 5.2 g

Proteína: 42.9 g

Carbohidratos: 22.6 g

Frappuccino de Moca Frío

Preparación: 5 minutos

Cocción: 0 minutos

Porciones – 1

Ingredientes:

Jarabe de chocolate bajo en azúcar (opcional)

Crema batida baja en grasa (opcional)

1 taza de hielo

1 cucharada de cacao en polvo

3-4 gotas de edulcorante líquido

½ taza de yogur griego sin grasa

¼ de taza de leche de almendras sin azúcar

¼ de taza de café filtrado

Preparación:

1. Agregue el hielo, el cacao, el edulcorante, el yogur, la leche y el café a la licuadora y mezcle hasta incorporar todos los ingredientes.

2. Vierta el frappuccino en un vaso alto y cúbralo con un poco de crema batida y jarabe de chocolate si lo desea. Disfrute.

Calorías: 93

Grasas: 2.7 g

Proteína: 11.8 g

Carbohidratos: 4.84 g

Puré de Judías negras con Limón

Preparación: 5 minutos

Cocción: 10 minutos

Porciones – 1

Ingredientes:

1 cucharada de proteína en polvo natural

¼ de taza de caldo de verduras o pollo

½ cucharada de jugo de jalapeño envasado

¼ de taza de judías negras limpias

Preparación:

1. Después de enjuagar las judías, colóquelas en una olla pequeña y cocine a fuego medio.

2. Añada el jugo de los jalapeños y el jugo de limón. Mezcle todo junto y deje calentar.

3. Una vez caliente, añada el consomé de pollo o el caldo de vegetales.

4. Vierta la mezcla en la licuadora y mezcle hasta que esté completamente incorporada. Tenga cuidado porque la mezcla estará caliente y asegúrese de sostener la tapa.

5. Si tiene una batidora, también puede usarla. Vierta la mezcla en un bol.

6. Deje que la mezcla se enfríe un poco y luego añada la proteína en polvo hasta que esté combinada.

7. Disfrute.

Calorías: 180

Grasas: 1.9 g

Proteína: 30.6 g

Carbohidratos: 11.6 g

Batido de Chocolate PB2 y Plátano

Preparación: 10 minutos

Cocción: 0 minutos

Porciones – 2

Ingredientes:

4-5 cubos de hielo

Un plátano congelado rebanado

¼ de taza de proteína de chocolate en polvo

¼ de taza de PB2 en polvo

1 taza de leche de soya ligera

Preparación:

> 1. Coloque todos los ingredientes en una licuadora y mezcle hasta formar una mezcla suave y cremosa.

Calorías: 319

Grasas: 4.9 g

Proteína: 40.8 g

Carbohidratos: 32.6 g

Batido de Proteína de Calabaza

Preparación: 5 minutos

Cocción: 5 minutos

Porciones – 2

Ingredientes:

1 taza de cubos de hielo

¼ de cucharada de especias de pastel de calabaza

¼ de cucharada de canela

¼ de taza de proteína de vainilla en polvo

1/3 de taza de puré de calabaza

1 taza de leche de soya

½ taza de yogur griego de vainilla

Plátano congelado

Preparación:

1. Coloque todos los ingredientes en la licuadora y mezcle durante aproximadamente dos o tres minutos, o hasta que la mezcla esté suave. Raspe los lados hacia abajo según sea necesario.

2. Agregue un poco de leche extra si su mezcla es demasiado espesa. Si es demasiado ligera, agregue cubitos de hielo adicionales.

Calorías: 254

Grasas: 3.7 g

Proteína: 27.9 g

Carbohidratos: 28.7 g

Jugo de Manzana y Pepino

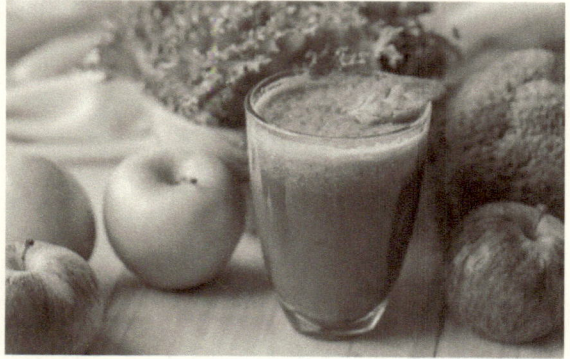

Preparación: 5 minutos

Cocción: 0 minutos

Porciones – 4

Ingredientes:

1 lechuga romana

3 naranjas pequeñas

1 lima

1 limón grande

1 pepino grande

3 manzanas medianas

Preparación:

1. Necesitará un exprimidor para esta receta.

2. Lave muy bien todas las frutas y verduras. Esto se debe a que también va a utilizar las cáscaras.

3. Coloque las frutas y verduras en el exprimidor. Con esto obtendrá aproximadamente un litro de jugo.

Calorías: 146

Grasas: .8 g

Proteína: 2 g

Carbohidratos: 38.4 g

Jugo de Vitamina C

Preparación: 5 minutos

Cocción: 0 minutos

Porciones – 4

Ingredientes:

Un puñado de jengibre

¼ de piña

2 limas

1 limón

5 pomelos

Preparación:

1. Retire la parte inferior y superior de los pomelos. Con un cuchillo afilado, corte alrededor de los bordes de la cáscara. Asegúrese de no cortar el centro, ya que contiene una gran cantidad de nutrientes. Realice el mismo procedimiento con el limón, las limas y la piña. Si tiene un exprimidor, no tiene que preocuparse por pelar el limón y la lima.

2. Añada los ingredientes al exprimidor para obtener el jugo de los pomelos, el jengibre, las limas y el limón. Por último, añada la piña.

3. Sirva con hielo y disfrute.

Calorías: 88

Grasas: .4 g

Proteína: 1.7 g

Carbohidratos: 23.6 g

Batido de Mango y Cereza

Preparación: 10 minutos

Cocción: 5 minutos

Porciones– 1

Ingredientes:

¾ de taza de agua

1 taza de mango congelado

½ taza de agua

1 taza de cerezas congeladas endulzadas

Preparación:

1. Coloque los mangos y las cerezas en tazones separados para permitir que se descongelen, durante alrededor de diez minutos.

2. Agregue las cerezas a una licuadora con media taza de agua y mezcle hasta que estén suaves. Añada un poco más de agua si la mezcla parece demasiado espesa. Vierta la mezcla en un vaso.

3. Enjuague la licuadora y agregue el mango y el agua restante. Mezcle hasta que quede una mezcla suave, agregando más agua si es necesario. Vierta la mezcla con el batido de cerezas y disfrute.

Calorías: 185

Grasas: 0 g

Proteína: 2 g

Carbohidratos: 46 g

Cóctel Coco-Rita

Preparación: 5 minutos

Cocción: 0 minutos

Porciones – 1

Ingredientes:

2 cucharadas de jugo de naranja

4 cucharadas de agua de coco

2 cucharadas de sustituto de azúcar saludable

5 cucharadas de jugo de limón

Sal gema

Una rodaja de limón

Preparación:

1. En un vaso de martini, coloque una rodaja de limón alrededor del borde, luego sumerja el vaso en sal.

2. Agregue el jugo de naranja, el agua de coco, el jarabe y el jugo de limón a una coctelera y agite vigorosamente durante unos 20 segundos.

3. Agregue hielo al vaso de martini y cuele la bebida sobre el hielo. Sirva con una rodaja de limón y una flor comestible si lo desea.

Calorías: 24

Grasas: .1 g

Proteína: .4 g

Carbohidratos: 5.7 g

Batido de 5 Días

Preparación: 5 minutos

Cocción: 0 minutos

Porciones – 2

Ingredientes:

2/3 de taza de jugo de naranja

¼ de aguacate picado sin cáscara

5 cucharadas de leche de coco baja en grasa

Un manojo pequeño de hojas de espinaca

1 pera de mesa

1 manzana

Preparación:

1. Retire el centro de la pera y de la manzana y córtelas en trozos pequeños.

2. Agregar a la licuadora junto con el jugo de naranja, el aguacate, la leche de coco y la espinaca. Mezclar hasta que todo esté uniformemente mezclado y suave.

3. Vierta en un vaso y disfrute.

Calorías: 283

Grasas: 12.5 g

Proteína: 3.2 g

Carbohidratos: 40.8 g

Humus de Remolacha y Judías Blancas

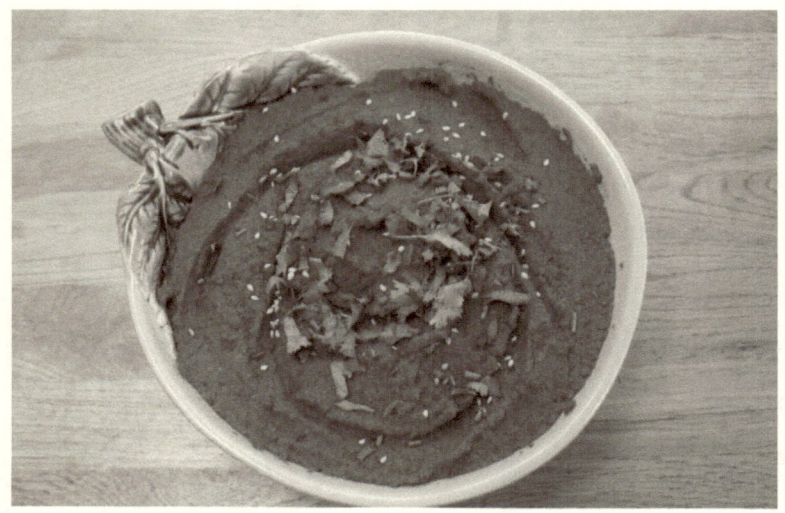

Preparación: 5 minutos

Cocción: 5 minutos

Porciones – 6

Ingredientes:

Pimienta

1 cucharada de aceite de oliva extra virgen

Sal

2 cucharadas de yogur griego sin grasa

1 manojo de cebollín picado

1-2 dientes de ajo picado

14 oz de judías blancas enjuagadas y escurridas

8 oz de remolacha cocida

Preparación:

1. Corte la remolacha en cubos pequeños.

2. Coloque las judías blancas en un procesador de alimentos junto con la pimienta, la sal, el yogur, el aceite, los cebollines y el ajo. Moler todo junto hasta incorporar.

3. Añada la remolacha a la mezcla.

4. Servir con algunos crudités.

Calorías: 80

Grasas: 2.6 g

Proteína: 4.2 g

Carbohidratos: 10.4 g

Cubierta Batida de Yogur Griego de Fresa

Preparación: 10 minutos

Cocción: 0 minutos

Porciones – 6

Ingredientes:

½ taza de cubierta ligera batida

1 cucharada de edulcorante natural sin calorías

1 taza de yogur griego sin grasa

3 fresas congeladas

Preparación:

1. Agregue las fresas a un tazón y permita que se descongelen durante 60 segundos.

2. Corte las fresas en cubos hasta que estén picadas y ligeramente líquidas. Añada el yogur griego y mezclar.

3. Agregue el edulcorante y mezcle. Incorpore la cubierta batida en la mezcla de yogur. Disfrute en el momento o cúbralo y refrigérelo para después.

Calorías: 28

Grasas: 1 g

Proteína: 2 g

Carbohidratos: 3 g

Puré de Pollo Italiano

Preparación: 5 minutos

Cocción: 0 minutos

Porciones – 1

Ingredientes:

1 cucharada de aderezo italiano

Pimienta

Sal

1 ½ cucharadas de salsa de tomate

¼ de taza de pollo enlatado

Preparación:

1. Agregue todos los ingredientes a la licuadora y mezcle hasta que estén completamente incorporados. También puede usar la parte posterior de un tenedor para mezclarlo.

2. Coloque la mezcla en un tazón y caliéntelo en el microondas durante 30 segundos.

Calorías: 73

Grasas: 4 g

Proteína: 13 g

Carbohidratos: 3 g

Queso Ricotta Horneado

Preparación: 10 minutos

Cocción: 20 minutos

Porciones – 4

Ingredientes:

1 cucharada de mostaza Dijon

1 cucharada de tomillo molido

Huevo

¼ de taza de queso cheddar 2%

¼ de taza de queso parmesano reducido en grasa

½ taza de queso ricotta bajo en grasa

Preparación:

1. Caliente el horno a 400 grados.

2. Agregue todos los ingredientes a un tazón y mezcle hasta quedar completamente combinado. La mezcla se verá un poco arenosa y de color marrón, pero de textura suave.

3. Con ayuda de una cuchara, coloque la mezcla en cuatro moldes para panecillos.

4. Coloque los moldes en el horno y cocine por 20 minutos. Dejar que se enfríe un poco antes de servir.

Calorías: 69

Grasas: 4 g

Proteína: 8 g

Carbohidratos: 4 g

Puré de Salsa y Judías

Preparación: 5 minutos

Cocción: 10 minutos

Porciones – 4

Ingredientes:

1 cucharada de proteína en polvo sin sabor

2 cucharadas de consomé de pollo

2 cucharadas de salsa de su elección

15 onzas de judías pintas

Preparación:

1. Coloque todos los ingredientes en una olla pequeña y caliente a fuego medio-alto.

2. Mezcle ocasionalmente hasta que se haya calentado.

3. Vierta la mezcla en la licuadora.

4. Mezcle durante unos minutos hasta formar un puré suave. Tenga precaución, ya que la mezcla estará caliente.

5. Coloque el puré en un plato de servir.

6. Divida el restante en recipientes de una sola porción para posteriormente facilitar su consumo.

Calorías: 95

Grasas: .4 g

Proteína: 11.2 g

Carbohidratos: 12.2 g

Enchilada de Huevo

Preparación: 5 minutos

Cocción: 5 minutos

Porciones – 1

Ingredientes:

2 cucharadas de yogur griego sin grasa

1 cucharada de queso mexicano rallado

2 cucharadas de salsa

1 onza de tofu

Sal

Pimienta

Clara de huevo

Huevo

Preparación:

1. Batir el huevo entero y la clara en un tazón pequeño.

2. Agregue un poco de aceite en aerosol antiadherente a una sartén y caliente a fuego medio. Agregue el huevo batido a la sartén caliente y extiéndalo en forma circular.

3. Cocine el huevo durante aproximadamente un minuto hasta que los bordes se hayan asentado. Sazone la parte superior con un poco de sal y pimienta mientras se cocina.

4. Coloque una espátula debajo del huevo y luego gírela. Probablemente habrá un poco de huevo que se derrame, pero no es relevante.

5. Permita que el otro lado del huevo se cocine por aproximadamente un minuto, o hasta que se haya cocinado por completo.

6. En el centro del huevo, coloque el tofu y el queso rallado. Enrollar como una tortilla para formar la enchilada de huevo. Añada el yogur y la salsa encima.

Calorías: 283

Grasas: 14.7 g

Proteína: 29 g

Carbohidratos: 9.6 g

Polenta sin grasa

Preparación: 5 minutos

Cocción: 25 minutos

Porciones – 8

Ingredientes:

1 taza de consomé de pollo

2 tazas de leche descremada

1 taza de harina de maíz

Preparación:

1. Agregue el consomé y la leche a una olla de tamaño mediano y deje que hierva.

2. Revolver la mezcla continuamente.

3. Una vez que haya alcanzado un hervor suave, bata la harina de maíz.

4. Continúe agitando la mezcla durante otros cinco minutos.

5. Retire la mezcla del fuego y extiéndala en una cazuela de ocho por ocho pulgadas o en un molde para pan.

6. Si prefiere una polenta suave, puede cubrirla y dejar que se enfríe.

7. Si desea una consistencia más firme, colóquela en el horno a 350 grados y hornee durante 14 minutos.

8. Una vez cocido, deje que se enfríe y racione en porciones.

Calorías: 57

Grasas: .4 g

Proteína: 3.4 g

Carbohidratos: 9.8 g

Recetas Tercera Fase

Ensalada Mexicana Ligera de Pollo

Preparación: 5 minutos

Cocción: 5 minutos

Porciones – 2

Ingredientes:

2 cucharadas de jugo de salsa envasada

1 cucharada de sazonador para tacos

1 cucharada de mayonesa light

1 taza de pollo enlatado y escurrido

Preparación:

1. Coloque el pollo escurrido en un bol. Con ayuda de un tenedor, divida el pollo en trozos pequeños.

2. Agregue la mayonesa y mezcle. Triture el pollo en la mayonesa con un tenedor.

3. Agregue el jugo de salsa y el sazonador para tacos en la mezcla de pollo y continúe triturando hasta combinar por completo. Sirva y disfrute.

Calorías: 180

Grasas: 4.8

Proteína: 21.9

Carbohidratos: 10.9 g

Panqueques de Jalea de Mantequilla de Maní

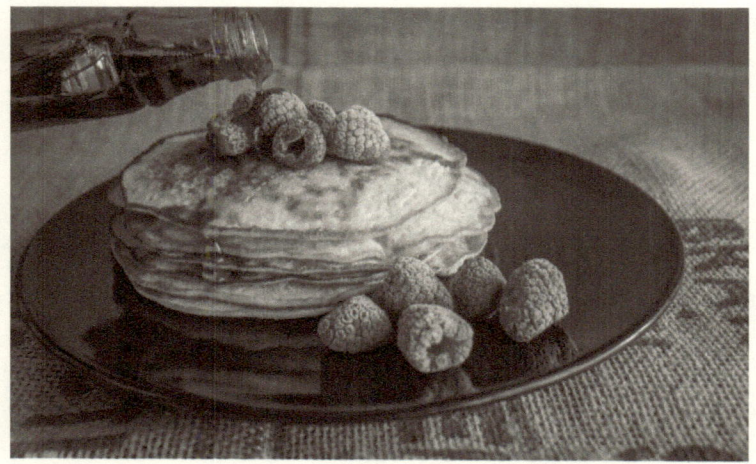

Preparación: 5 minutos

Cocción: 10 minutos

Porciones – 4

Ingredientes:

Bayas mixtas congeladas

4 claras de huevo

2 cucharadas de maní en polvo

½ taza de avena instantánea

½ taza de queso cottage bajo en grasa

Preparación:

1. Coloque las claras de huevo, el maní en polvo, la avena y el queso en una licuadora y mezcle hasta obtener una mezcla suave.

2. Vierta la mezcla en un tazón y posteriormente incorpore las bayas.

3. Rocíe una sartén con aceite en aerosol. Divida la masa en cuatro tortitas. Una vez cocidas, disfrute.

Calorías: 90

Grasas: 1.5 g

Proteína: 10 g

Carbohidratos: 9 g

Tarta de Calabaza Alta en Proteína

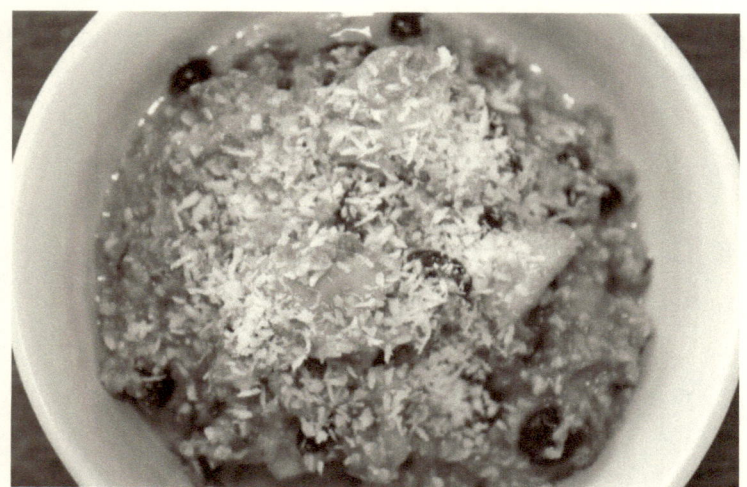

Preparación: 5 minutos

Cocción: 5 minutos

Porciones – 1

Ingredientes:

½ taza de queso cottage 1%

1 cucharada de mezcla para hornear Truvia

Una pizca de jengibre

Una pizca de clavos

Una pizca de canela

½ taza de calabaza enlatada

1/3 de taza de avena tradicional

Preparación:

1. Coloque el edulcorante, las especias, la calabaza y la avena en un recipiente apto para microondas.

2. Cocine durante 90 segundos en el microondas y luego agregue el queso cottage.

3. Cocine en el microondas durante 60 segundos.

4. Reposar por unos minutos antes de servir.

Calorías: 205

Grasas: 3 g

Proteína: 14 g

Carbohidratos: 34 g

Tomates Horneados

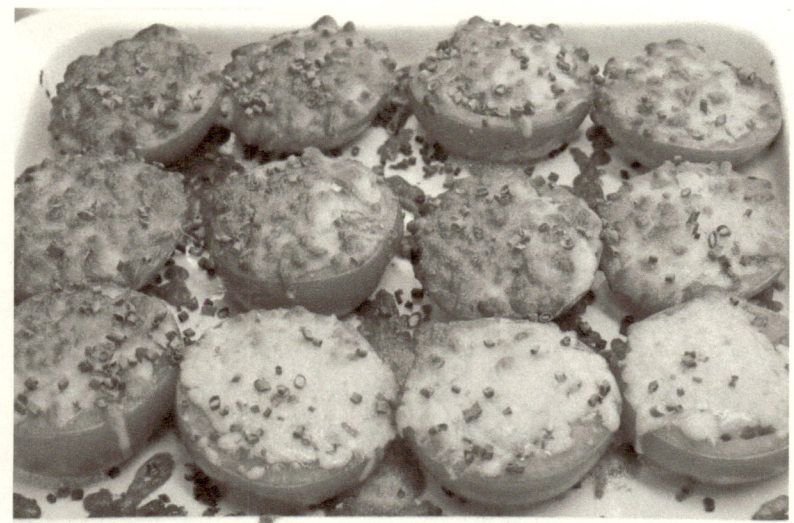

Preparación: 10 minutos

Cocción: 50 minutos

Porciones – 6

Ingredientes:

¼ de taza de piñones

Aderezo griego

¼ de taza de queso parmesano bajo en grasa

Aceite de oliva en aerosol

5-6 tomates grandes

Preparación:

1. Caliente el horno a 350 grados.

2. Corte los tomates por la mitad a lo largo y colóquelos con el lado cortado hacia arriba en una sartén. Rocíe la parte superior del tomate con aceite de oliva en aerosol.

3. Añada los piñones, el queso y el aderezo griego.

4. Hornear durante 50 minutos.

5. El tamaño de una porción es un tomate entero.

Calorías: 73

Grasas: 5 g

Proteína: 3 g

Carbohidratos: 6 g

Humus Clásico

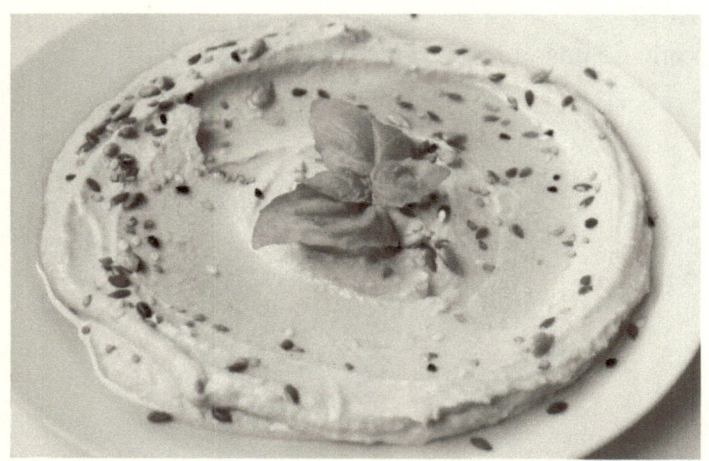

Preparación: 5 minutos

Cocción: 5 minutos

Porciones – 12

Ingredientes:

½ cucharadita de sal

3 cucharadas de jugo de limón fresco

1 cucharada de Tahini

3 cucharadas de aceite de oliva extra virgen

15 onzas de garbanzos enjuagados

1 diente de ajo

Preparación:

1. Coloque el ajo en un procesador de alimentos hasta quedar finamente picado. Raspe los lados y agregue la sal, el tahini, el aceite, el jugo de limón y los garbanzos. Mezclar hasta conseguir una consistencia completamente suave. Raspe los lados hacia abajo cuando sea necesario.

Calorías: 72

Grasas: 4.5 g

Proteína: 1.5 g

Carbohidratos: 7.5 g

Pudín de Queso

Preparación: 5 minutos

Cocción: 0 minutos

Porciones – 4

Ingredientes:

1 paquete de pastel de queso sin azúcar

1 taza de yogur griego sin grasa

Preparación:

1. Coloque ambos ingredientes en una licuadora y mezcle hasta obtener una consistencia suave.

Calorías: 20

Grasas: 0 g

Proteína: 7 g

Carbohidratos: 2.7 g

Puré Cremoso de Coliflor

Preparación: 10 minutos

Cocción: 0 minutos

Porciones – 4

Ingredientes:

½ cucharada de pimienta

4 cucharadas de aceite de olive extra virgen

½ cucharada de sal de ajo

1 cucharada de mantequilla salada

1/3 de taza de suero de leche bajo en grasa

3 dientes de ajo

1 coliflor grande

Preparación:

1. Separe la coliflor en ramilletes pequeños y colóquelos en un tazón para microondas junto con el ajo y un cuarto de taza de agua.

2. Cocine en el microondas durante cinco minutos o hasta que la coliflor se ablande.

3. Con una prensa de ajo, triture los dientes de ajo y agréguelos a un procesador de alimentos. Añada en la coliflor. Vierta la pimienta, la sal de ajo, la mantequilla, dos cucharadas de aceite de oliva y el suero de leche.

4. Mezclar hasta obtener una consistencia cremosa y suave.

5. Rocíe el resto del aceite de oliva y sirva.

Calorías: 113

Grasas: 6 g

Proteína: 5 g

Carbohidratos: 13 g

Ensalada de Atún

Preparación: 10 minutos

Cocción: 0 minutos

Porciones – 4

Ingredientes:

1 cucharadas de huevos en polvo

1 ½ cucharada de mayonesa

1 cucharada de jugo de pepinillos

Una lata de 6 onzas de atún escurrido en agua

Preparación:

> 1. Coloque todos los ingredientes en la licuadora y mezcle hasta obtener una consistencia suave. Disfrute.

Calorías: 138

Grasas: 7.4 g

Proteína: 12.1 g

Carbohidratos: 5.4 g

Avena durante la noche

Preparación: 3 minutos

Cocción: 12 horas

Porciones – 4

Ingredientes:

1 taza de yogur griego sin grasa

2 cucharadas de proteína en polvo

1 ¼ de taza de leche semidesnatada

2 cucharadas de semillas de chía

1 taza de gachas de avena

Preparación:

1. La receta deberá prepararse una noche antes.

2. Combine el yogur, la proteína en polvo, la leche, las semillas de chía y la avena en un tazón. Vierta la mezcla en cuatro porciones individuales y cúbralas. Deje reposar la mezcla en la nevera durante la noche.

3. Para servir, revuelva nuevamente la mezcla y disfrute. También puede cubrir con semillas, nueces o frutas si lo desea.

Calorías: 338

Grasas: 10.9 g

Proteína: 22.8 g

Carbohidratos: 34.7 g

Batido de Sol de Invierno

Preparación: 1 minuto

Cocción: 0 minutos

Porciones – 1

Ingredientes:

Una pieza de ½ pulgada de jengibre

Una pieza de ½ pulgada de cúrcuma fresca

2 clementinas segmentadas y peladas

2 cucharadas de leche de coco sin azúcar

1 taza de agua de coco fría sin azúcar

1/3 de taza de gachas de avena en rollos

Preparación:

1. Coloque la avena en una licuadora y mezcle hasta que se convierta en un polvo finamente molido.

2. Agregue el jengibre, la cúrcuma, las clementinas, la leche de coco y el agua de coco hasta que se mezclen por completo.

3. Vierta el batido en un vaso y disfrute.

Calorías: 192

Grasas: 2.1 g

Proteína: 5.1 g

Carbohidratos: 40.8 g

Gachas de Chocolate

Preparación: 1 minuto

Cocción: 3 minutos

Porciones – 1

Ingredientes:

Moras

Un trozo pequeño de chocolate oscuro sin azúcar

1 cucharada de edulcorante bajo en calorías

1 cucharada de proteína de chocolate en polvo

3 cucharadas de gachas de avena

1 taza de leche descremada

Preparación:

1. Agregue el chocolate, la proteína en polvo, la avena y la leche a una jarra y mezcle.

2. Coloque el recipiente en el microondas y caliente por dos minutos.

3. Mezcle de nuevo y caliente durante otros 20-30 segundos.

4. Añada el edulcorante de su elección.

5. Coloque la mezcla en un tazón y cubra con un par de moras y un poco de chocolate picado.

Calorías: 328

Grasas: 7.2 g

Proteína: 23.3 g

Carbohidratos: 41.8 g

Sopa Mugastrone

Preparación: 1 minuto

Cocción: 5 minutos

Porciones – 1

Ingredientes:

Pimienta

Sal

0.25 onzas de fideos secos

1 ½ cucharadas de verduras mixtas congeladas

1 cucharada de frijoles Borlotti cocidos

2/3 de taza de jugo de tomate

Preparación:

1. Coloque la salsa de tomate en un vaso medidor y luego añada un poco de pimienta, sal, los fideos, las verduras y los frijoles. Mezclar.

2. Coloque la mezcla en el microondas y caliente por dos o tres minutos.

3. Si lo desea, puede cocinarlo en la estufa. Coloque los ingredientes en una olla y cocine hasta hervir durante alrededor de tres o cuatro minutos o hasta que los fideos estén bien cocidos.

4. Si lo desea, puede cubrir con un poco de queso parmesano, albahaca o pesto.

Calorías: 170

Grasas: .4 g

Proteína: 4.1 g

Carbohidratos: 16.8 g

Recetas Cuarta Fase

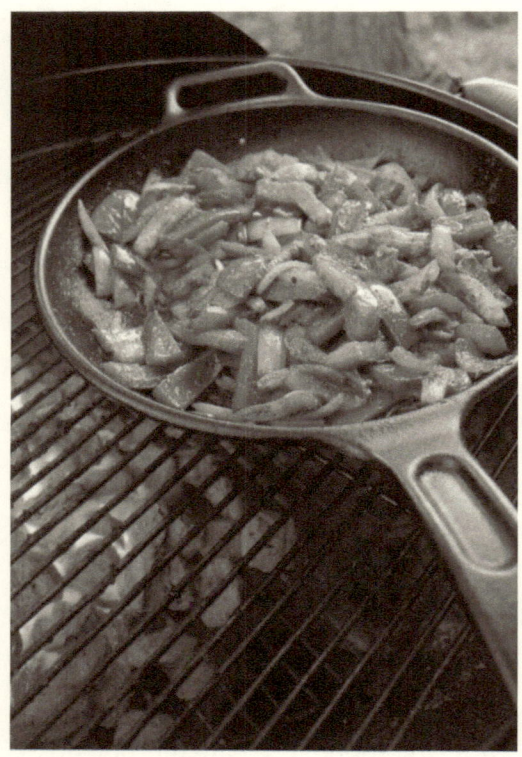

Fajitas de Res

Preparación: 15 minutos

Cocción: 30 minutos

Porciones – 4

Ingredientes:

Salsa

1 cebolla cortada en tiras

1 pimiento verde cortado en tiras

½ cucharada de tomillo seco

½ cucharada de mostaza en polvo

1 cucharada de pimienta negra

1 cucharada de comino

2 cucharadas de romero seco

2 cucharadas de chile en polvo

2 paquetes de edulcorante natural

1 cucharada de paprika

1 cucharada de sal de mar

1 libra de filete de solomillo magro cortado en tiras

Preparación:

1. Coloque la sal, la pimienta, el edulcorante, el chile en polvo, el romero seco, el comino, la pimienta, la mostaza en polvo y el tomillo seco en un recipiente y mezcle para combinar. Reserve una cucharada de esta mezcla. Incorpore el filete a la mezcla. Cubrir y dejar que se marine hasta que el filete esté listo para cocinarse.

2. Coloque una sartén grande en la estufa y caliente a fuego medio-alto. Agregue la cebolla y el pimiento a la sartén junto con la mezcla de especias que reservó anteriormente. Cocine la cebolla y los pimientos hasta que se ablanden y las cebollas se vuelvan translúcidas. Retire del fuego y coloque en un bol. Cubra para mantener el calor.

3. En la misma sartén, agregue la mitad del filete marinado y cocine durante aproximadamente dos minutos por lado o hasta que esté listo para su gusto. Coloque el filete en un plato limpio y cubra hasta que el resto del filete esté listo.

4. Una vez que todas las tiras de filete estén listas, agregue todo nuevamente a la sartén y caliente durante unos minutos. Sirva y disfrute.

Calorías: 663

Grasas: 22.1 g

Proteína: 104.7

Carbohidratos: 6 g

Sopa de Calabaza y Judías Negras

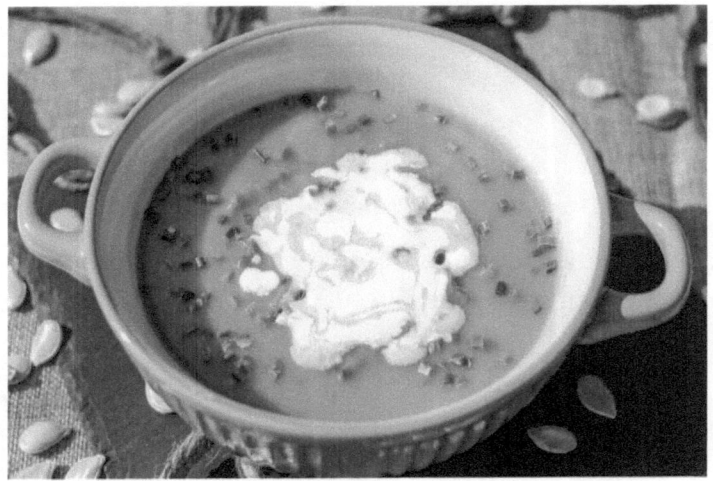

Preparación: 10 minutos

Cocción: 35 minutos

Porciones – 6

Ingredientes:

16 onzas de puré de calabaza

1 cucharada de comino

2 tazas de caldo de verduras

1 taza de tomates picados

2 latas de 15 onzas de judías negras enjuagadas

½ cucharada de pimienta

1 cucharada de chile en polvo

4 dientes de ajo picados

1 cebolla mediana picada

2 cucharadas de aceite de oliva

Preparación:

1. Coloque el aceite en una olla y caliente a fuego medio. Una vez caliente, agregue la pimienta, el chile en polvo, el comino, el ajo y la cebolla. Cocine hasta ablandar.

2. Añada la calabaza, el caldo, los tomates y las judías negras.

3. Hervir a fuego lento, sin tapar, durante 25 minutos, o hasta que la sopa espese. Revuelva la mezcla de vez en cuando.

4. Puede servir directamente, o puede hacer un puré con una batidora hasta formar una mezcla suave.

Calorías: 290

Grasas: 6 g

Proteína: 15 g

Carbohidratos: 46 g

Pollo con Yogur Griego

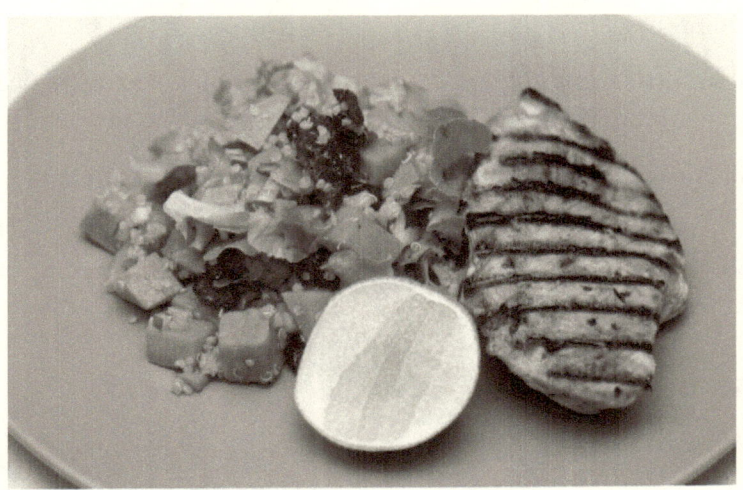

Preparación: 10 minutos

Cocción: 45 minutos

Porciones – 4

Ingredientes:

1 cucharada de ajo en polvo

½ cucharada de pimienta

1 ½ cucharada de sal

½ taza de queso parmesano

1 taza de yogur griego

4 pechugas de pollo deshuesadas y sin piel

Preparación:

     1. Caliente el horno a 375 grados.

     2. Mezcle los condimentos, el queso y el yogur griego.

3. Coloque un poco de papel de aluminio en una bandeja para hornear y rocíelo con un poco de aceite en aerosol antiadherente.

4. Incorpore la mezcla de yogur griego sobre las pechugas de pollo y colóquelas sobre la bandeja para hornear.

5. Introduzca la bandeja en el horno y cocine durante 45 minutos.

Calorías: 266

Grasas: 4 g

Proteína: 46 g

Carbohidratos: 3 g

Hamburguesa Whopper Vegetariana

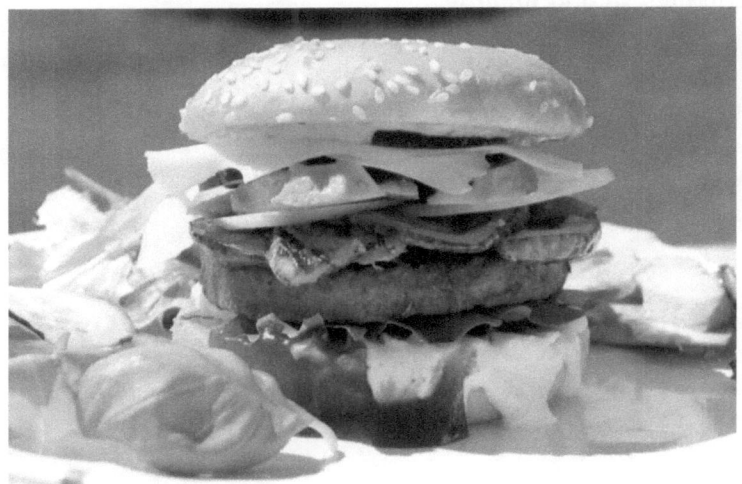

Preparación: 5 minutos

Cocción: 15 minutos

Porciones – 1

Ingredientes:

1 cebolla

1 tomate

Lechuga

1 cucharada de mostaza

1 cucharada de salsa de tomate

1 cucharada de aderezo light

1 pan para hamburguesa integral

1 hamburguesa Boca

Preparación:

1. Siguiendo las instrucciones del paquete, cocine la hamburguesa hasta que esté lista.

2. Coloque la hamburguesa en el pan y añada el resto de los ingredientes y condimentos.

Calorías: 260

Grasas: 5.5 g

Proteína: 18 g

Carbohidratos: 40 g

Estofado de Arroz Integral y Judías Negras

Preparación: 10 minutos

Cocción: 1 hora 25 minutos

Porciones – 8

Ingredientes:

2 tazas de queso suizo bajo en grasa

1/3 de taza de zanahorias ralladas

4 onzas de chiles verdes picados

15 onzas de judías negras escurridas

¼ de cucharada de pimienta Cayena

½ cucharada de comino

½ taza de champiñones rebanados

16 onzas de pechuga de pollo deshuesada, cocida, picada, y sin piel

Rodajas de calabacín

Una taza de cebolla picada

1 cucharada de aceite de oliva

1 taza de caldo de verduras

1 taza de arroz integral

Preparación:

1. Mezcle el arroz con el caldo de verduras. Baje el fuego y deje que la mezcla hierva a fuego lento durante 45 minutos, o hasta que el arroz esté cocido.

2. Caliente el horno a 350 grados.

3. Colocar aceite en aerosol en una cacerola.

4. Caliente a fuego medio. Cocine la cebolla hasta ablandar.

5. Agregue los condimentos, los champiñones, el pollo y el calabacín.

6. Mezclar y cocinar hasta que el calabacín esté ligeramente dorado y el pollo esté completamente caliente.

7. En un tazón, combine una taza de queso, las zanahorias, los chiles, las judías, los champiñones, el pollo, el calabacín, la cebolla y el arroz.

8. Vierta esta mezcla en la cacerola y cúbrala con el resto del queso.

9. Cubra con un poco de papel de aluminio sobre la parte superior y hornee durante 30 minutos.

10. Retire el papel aluminio y continúe horneando durante diez minutos, o hasta que el queso se haya dorado.

Calorías: 267

Grasas: 6 g

Proteína: 31 g

Carbohidratos: 22 g

Ceviche de Camarón

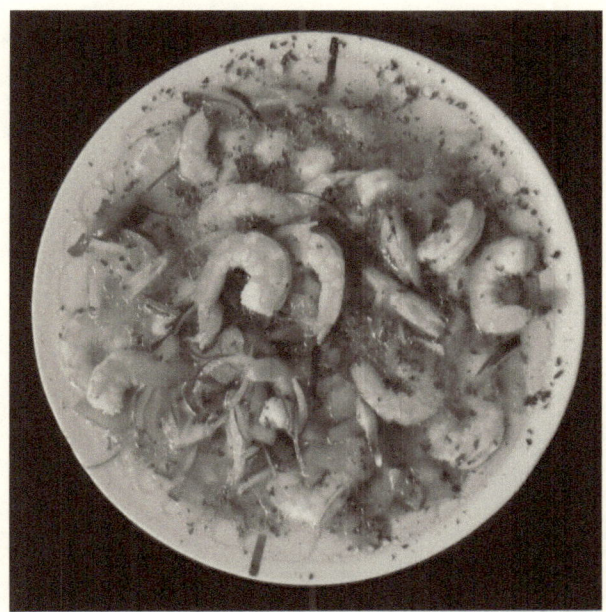

Preparación: 25 minutos

Cocción: 20 minutos

Porciones – 4

Ingredientes:

2 chiles serranos

Un manojo de cilantro picado

Una cebolla roja picada

4 tomates medianos

1 taza de jugo de limón

500 gramos de camarones medianos crudos

Preparación:

    1. Coloque el jugo de limón y los camarones en un tazón y mezcle. Cubrir y dejar que el camarón se marine durante 10 a

15 minutos. El color de los camarones debe volverse rosado. No marinar por mucho tiempo; de lo contrario, el camarón se sobre cocerá.

2. Agregue el cilantro, los chiles, los tomates y la cebolla.

3. Mezcle suavemente.

4. Sazone con un poco de sal.

5. Servir frío.

Calorías: 160

Grasas: 1 g

Proteína: 25 g

Carbohidratos: 13 g

Taco de Ternera

Preparación: 15 minutos

Cocción: 8 horas

Porciones – 6

Ingredientes:

1 chile chipotle picado en salsa de adobo

5 dientes de ajo picados

2 cucharadas de chile en polvo

1 cebolla blanca pequeña, picada

900 gramos de filete de aguja

2 cucharadas de puré de tomate

1 taza de caldo de res, bajo en sodio

½ cucharada de paprika

1 cucharada de comino

2 cucharadas de aceite de oliva

Preparación:

1. Coloque la paprika, el comino y el chile en polvo en un tazón pequeño y mezcle. Incorpore esta mezcla en el filete asado. Cubrir por completo.

2. Coloque una cacerola en la estufa y caliente a fuego medio alto. Añada el aceite de oliva y dejar que se caliente. Coloque la carne en la sartén y dore por dos minutos. Gire el filete hasta cocinar todos los lados. Retire la carne de la sartén y colóquela en la olla de cocción lenta.

3. Agregue la cebolla cortada en cubitos en la sartén en la que cocinó la carne y cocine por tres minutos hasta que las cebollas se vuelvan suaves y translúcidas. Incorpore el ajo, cocinando hasta que esté fragante. Vierta el caldo de res en la sartén y utilice una cuchara de madera para desglasar la sartén.

4. Agregue el chipotle picado y el puré de tomate en la sartén y, con ayuda de un batidor, mezcle hasta que todo esté combinado. Hervir la mezcla y bajar el fuego hasta que hierva durante cinco minutos, o hasta espesar. Retire del fuego y vierta sobre la carne en la olla de cocción lenta.

5. Coloque la tapa en la olla de cocción lenta y caliente a fuego bajo. Cocine durante ocho horas hasta que la carne se corte fácilmente con un tenedor.

6. Cuando la carne esté lista, retírela de la olla y desmenúcela. Mezcle de nuevo en los jugos para cubrirla por completo.

7. Sirva a su gusto acompañado de sus platos mexicanos favoritos o disfrute en el momento.

Calorías: 292

Grasas: 11.1 g

Proteína: 42.3 g

Carbohidratos: 4 g

Enchiladas de Pollo

Preparación: 15 minutos

Cocción: 4 horas 45 minutos

Porciones – 5

Ingredientes:

6 tortillas de grano entero medianas (asegúrese de que no sean de maíz porque tienden a romperse fácilmente)

½ cucharada de ajo en polvo

8 onzas de crema agria sin grasa

½ cucharada de pimienta

1 cucharada de chile en polvo

1 ½ tazas de queso cheddar reducido en grasa rallado

1 cucharada de comino

1 lata de 4 onzas de jalapeños

16 onzas de salsa de enchilada roja sin azúcar añadida

2 filetes de pechuga de pollo sin piel

Preparación:

1. Caliente el horno a 350 grados.

2. Coloque el pollo en un recipiente para hornear y cubra con papel aluminio.

3. Coloque el pollo en el horno y cocine hasta obtener un jugo claro al perforarlo con un tenedor. Este proceso debería tomar entre 35 y 45 minutos.

4. Si el pollo tenía piel, retírela.

5. Corte el pollo en tiras o, si lo prefiere, puede cortarlo en trozos pequeños.

6. En un tazón de tamaño regular, agregue la pimienta, el chile en polvo, el ajo en polvo, el comino y el pollo. Sazone al gusto con sal.

7. Mezcle hasta que el pollo esté completamente cubierto con los condimentos.

8. Agregue una taza de queso, media taza de crema agria, media taza de salsa de enchilada y chiles jalapeños. Mezcle hasta incorporar todos los ingredientes.

9. Agregue media taza de la mezcla con pollo en el centro de cada tortilla. Asegúrese de dejar alrededor de dos pulgadas en las orillas de la tortilla y doble sobre el relleno.

10. Continúe repitiendo este proceso hasta terminar las enchiladas.

11. Coloque las enchiladas en una olla de cocción lenta. Agregue un poco de la salsa de enchilada encima de cada una de las capas de enchiladas a medida que las apila.

12. Normalmente habrá dos capas de tres enchiladas, o tres capas de dos enchiladas, dependiendo del tamaño y la forma de su olla de cocción lenta.

13. Mezcle el resto de la salsa de enchilada con media taza de crema agria. Vierta esta mezcla sobre la parte superior.

14. Coloque la tapa en la olla y cocine durante tres a cuatro horas a fuego lento, o hasta que todo esté caliente y burbujeante.

15. Corte entre las enchiladas y retírelas con cuidado con la ayuda de una espátula, una enchilada a la vez.

16. Con una cuchara, vierta el líquido que queda en la olla de cocción sobre las enchiladas y espolvoree con el queso restante.

17. Adorne sus enchiladas con lechuga picada y tomates cortados en cubitos.

Calorías: 263

Grasas: 6.2 g

Proteína: 16.3 g

Carbohidratos: 34.2 g

Sopa Cremosa de Enchilada Verde

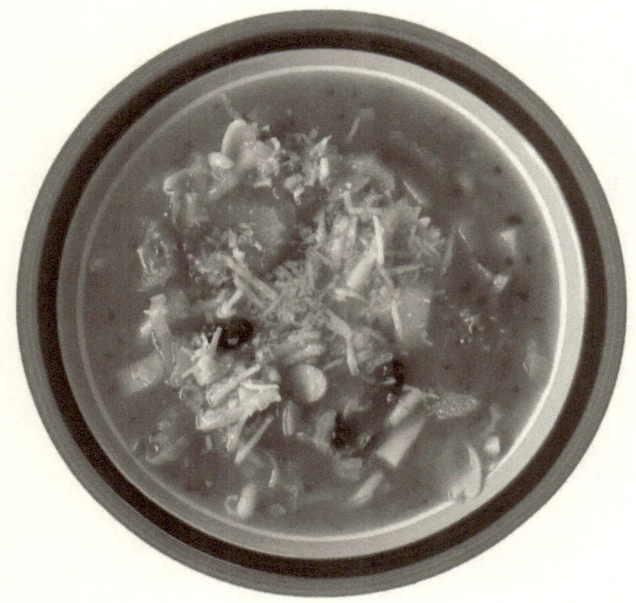

Preparación: 20 minutos

Cocción: 7 horas 50 minutos

Porciones – 10

Ingredientes:

1 cucharada de fécula de maíz (si es necesario)

Pimienta

1 cucharada de ajo en polvo

Sal

¾ de taza de arroz instantáneo sin cocer

1 cucharada de chile en polvo

8 onzas de queso crema

1 taza de maíz congelado

1 cucharada de polvo de cebolla

2 cucharadas de comino molido

¾ de taza de agua

4 onzas de chiles verdes picados

2 latas de salsa de enchilada verde

680 gramos de pechuga de pollo

32 onzas de consomé de pollo

Guarniciones opcionales: crema agria, aguacate y queso rallado

Preparación:

1. En una olla de cocción lenta, combine el comino, la cebolla en polvo, el ajo en polvo, el chile en polvo, el agua, los chiles verdes, la salsa de enchilada verde y el consomé.

2. Puede racionar cualquiera de las cantidades de los condimentos a su gusto.

3. Coloque las pechugas de pollo en la olla de cocción lenta y cubra con una tapa. Cocine durante siete horas a temperatura baja.

4. Una vez que transcurra el tiempo, retire el pollo de la olla y colóquelo en otro recipiente.

5. Triture el pollo y vuelva a añadirlo a la mezcla de la olla.

6. Agregue el queso crema, el maíz y el arroz instantáneo a la mezcla y vuelva a cubrir.

7. Cocine por otros 30 minutos.

8. Mezcle la sopa, asegurándose de que todo el queso crema esté incorporado y derretido. Es posible que tenga que cocinar la mezcla un poco más para asegurarse de que el queso crema se derrita por completo.

9. Revise la consistencia de la sopa.

10. Si desea que la sopa sea un poco más espesa, puede mezclar una cucharada de fécula de maíz en un octavo de taza de agua y luego añadirla a la sopa. Mantenga la olla cerrada y permita que la sopa espese durante 10-20 minutos.

11. Si la sopa es lo suficientemente espesa para su gusto, puede omitir este paso.

12. Puede usar muslos de pollo en esta receta si desea un poco de sabor extra. Lo importante a recordar es asegurarse de quitar toda la grasa de los muslos antes de comenzar a cocinar.

Calorías: 339

Grasas: 15 g

Proteína: 26.3 g

Carbohidratos: 25.5 g

Filete de Tilapia estilo Veracruz

Preparación: 10 minutos

Cocción: 20 minutos

Porciones – 6

Ingredientes:

1 limón

2 cucharadas de alcaparras

¼ de taza de aceitunas verdes

2 tazas de tomates picados

½ cucharada de orégano picado

2 hojas de laurel

3 dientes de ajo rebanados

1 chile de Anaheim en rodajas

1 cebolla en rodajas

Sal

6 filetes de Tilapia

2 cucharadas de aceite de oliva extra virgen

Preparación:

1. Coloque el aceite en una cacerola grande y caliente a fuego medio alto.

2. Sazone ambos lados de los filetes de pescado con un poco de pimienta y sal. Presione ligeramente el condimento con los dedos.

3. Coloque el pescado en la sartén caliente y cocine hasta dorar en la parte inferior. Esto debería llevar de tres a cuatro minutos.

4. Gire el pescado con cuidado y cocine por otros dos minutos.

5. Retire el pescado y colóquelo en un plato mientras cocina el resto de los ingredientes.

6. Agregue el chile y la cebolla a la sartén y saltee durante dos o tres minutos o hasta que las cebollas se hayan ablandado.

7. Añada el ajo y cocine por 30 segundos.

8. Incorpore las alcaparras, las aceitunas verdes, los tomates picados, el orégano y las hojas de laurel en la mezcla. Cocine a fuego lento hasta que se espese un poco, durante aproximadamente cinco minutos.

9. Coloque el pescado nuevamente en la sartén y cocine a fuego lento durante tres o cuatro minutos más, o hasta que el pescado se haya cocinado por completo.

10. El pescado debe ser opaco y escamarse fácilmente una vez cocido. Retire las hojas de laurel de la mezcla. Sirva con una rodaja de limón.

11. Método horneado:

12. Caliente el horno a 350 grados.

13. Agregue el aceite en un recipiente para hornear de 9 por 13 pulgadas.

14. Coloque los filetes en la sartén. Los filetes congelados funcionan mejor para este método de cocción.

15. Coloque todos los ingredientes restantes encima del pescado, a excepción de la rodaja de limón.

16. Cocine hasta que el pescado se desmenuce fácilmente con un tenedor, en aproximadamente 20 a 30 minutos.

Calorías: 543

Grasas: 19.4 g

Proteína: 85.1 g

Carbohidratos: 6.5 g

Tarta Taco

Preparación: 10 minutos

Cocción: 30 minutos

Porciones – 8

Ingredientes:

2/3 de taza de queso cheddar rallado 2%

Pimienta

Sal

6 huevos

¾ de taza de agua

Un paquete de sazonador para tacos

450 gramos de carne molida magra 93%

Aderezos de su elección

Preparación:

1. Caliente el horno a 350 grados.

2. Coloque la sartén en la estufa y caliente a fuego medio alto. Una vez que la sartén se haya calentado, agregue la carne molida y cocine por alrededor de cinco minutos, separándola mientras se cocina.

3. Cocine hasta que la carne esté completamente dorada y ya no esté rosada. Retire la grasa, en caso de tenerla. Añada el sazonador para tacos y el agua. Mezcle y hierva a fuego lento hasta que el agua se absorba (aproximadamente cinco minutos).

4. Rocíe una bandeja para tarta de nueve pulgadas con aceite en aerosol antiadherente. Coloque la mezcla de carne en la bandeja de manera uniforme.

5. Coloque los huevos en un bol y agregue un poco de pimienta y sal. Batir hasta incorporar. Vierta los huevos sobre la mezcla de carne e incline la bandeja para asegurarse de que los huevos cubran la mezcla de carne por completo.

6. Espolvoree el queso encima. Colóquelo en el horno y cocine durante 25 minutos. Después de 25 minutos, revise la tarta y compruebe si los huevos están cocidos. De ser necesario, cocine por cinco minutos más.

7. Al finalizar la cocción, retire del horno y déjelo enfriar. Corte uniformemente y sirva con los aderezos de su elección.

Calorías: 147

Grasas: 7.3 g

Proteína: 18.2 g

Carbohidratos: .9 g

Nachos de Carnitas

Preparación: 10 minutos

Cocción: 6 horas 10 minutos

Porciones – 6

Ingredientes:

1 bolsa de mini pimientos dulces

Una cucharada de sal

1 cucharada de comino

10 onzas de consomé de pollo enlatado

7 onzas de chiles chipotle en salsa de adobo

4 dientes de ajo picados

900 gramos de espaldilla de cerdo magra

Aderezo:

2 cucharadas de cilantro picado

½ taza de queso cheddar rallado 2%

Preparación:

1. Para facilitar la limpieza de la olla de cocción lenta, puede usar un recubrimiento especial o rocíela con un poco de aceite en aerosol antiadherente.

2. Vierta el caldo de pollo, los chiles chipotle junto con la salsa, la sal, el comino y el ajo en la olla de cocción lenta. Mezcle bien para combinar. Agregue la espaldilla de cerdo y gire para cubrir todos los lados.

3. Coloque la carne en la olla y coloque la tapa en la parte superior. Cocine durante 6 horas. Una vez cocinado, retire la carne y rebánela. Agregue la salsa para cubrirla por completo.

4. Caliente el horno a 350 grados. Corte los pimientos por la mitad y remueva las semillas. Colóquelos en una bandeja para hornear. Añada la carne de cerdo rallada sobre los pimientos de manera uniforme. Añada el queso. Coloque en el horno precalentado y hornee durante diez minutos.

5. Una vez que el queso se haya derretido, retírelo del horno y cúbralo con sus aderezos preferidos. Disfrute.

Calorías: 561

Grasas: 32.1 g

Proteína: 61.4 g

Carbohidratos: 3.1 g

Ensalada de Filete de Res con Chipotle

Preparación: 10 minutos

Cocción: 10 minutos

Porciones – 4

Ingredientes:

½ taza de queso cheddar bajo en grasa, rallado

1 cucharada de cilantro picado

1/2 rebanada de aguacate

1 tomate cortado en cubitos, sin semillas

1 lechuga romana desinfectada y cortada

½ paquete de sazonador para tacos

4 filetes de res magros

Aderezos de su elección

Preparación:

1. Caliente una parrilla o sartén a fuego medio. Añada el sazonador para tacos en la carne, asegurándose de cubrirla por completo. Reserve para marinar.

2. Una vez que la parrilla esté caliente, coloque los filetes y cocine por cinco minutos por cada lado hasta que alcance la cocción deseada.

3. Retire la parrilla y coloque la carne sobre una tabla para cortar. Deje reposar durante cuatro minutos.

4. Mientras se cocinan los filetes, desinfecte y corte la lechuga. Racione en cuatro platos.

5. Corte los filetes y colóquelos encima de la lechuga. Añada el aguacate, el tomate y el cilantro. Espolvoree con queso. Si lo desea, puede usar la salsa como aderezo para la ensalada. Disfrute.

Calorías: 360

Grasas: 25.6 g

Proteína: 23.9 g

Carbohidratos: 9.5 g

Estofado de Chile Relleno

Preparación: 10 minutos

Cocción: 25 minutos

Porciones – 4

Ingredientes:

Para el aderezo:

Sal

1 taza de queso mexicano rallado

7 onzas de chiles verdes picados

2 cucharadas de harina

1 taza de leche

2 huevos

Para la mezcla de carne:

1 cucharada de sazonador para tacos

450 gramos de carne molida

Preparación:

1. Precaliente el horno a 350 grados.

2. Coloque una sartén en la estufa y caliente a fuego medio alto. Agregue la carne molida y cocine hasta que esté completamente dorada.

3. Corte la carne en trozos más pequeños mientras se cocina. Si la carne acumula grasa a medida que se cocina, asegúrese de escurrirla por completo. Agregue el sazonador para tacos y mezcle para combinar.

4. Rocíe una sartén con aceite en aerosol. Coloque la carne molida sazonada en la sartén.

5. Coloque los huevos en un tazón y agregue la harina y la leche. Batir hasta que no queden grumos en la mezcla. Añada los chiles verdes y el queso. Mezclar.

6. Vierta los huevos sobre la carne y colóquelos en el horno precalentado. Hornee durante 20 minutos hasta que la parte superior esté dorada.

Calorías: 524

Grasas: 24 g

Proteína: 63.7 g

Carbohidratos: 8.5 g

Sándwiches de Fajitas de Res y Champiñones

Preparación: 10 minutos

Cocción: 40 minutos

Porciones – 4

Ingredientes:

¼ de taza de crema agria sin grasa

4 hojas de lechuga romana

4 tortillas de trigo integral

Sal

Pimienta

2 cucharadas de orégano seco

450 gramos de filete de solomillo de res, cortado en tiras

1 pimiento rojo mediano, cortado en tiras

2 dientes de ajo picado

1 cebolla roja mediana, cortada en tiras

1 cucharada más 2 cucharaditas de aceite de oliva

Preparación:

1. Caliente el horno a 350 grados.

2. Coloque una cacerola en la estufa y caliente a fuego medio alto. Añada una cucharada de aceite de oliva.

3. Coloque los champiñones en la sartén y cocine durante seis minutos hasta ablandar. Agregue el ajo, los pimientos y la cebolla. Continúe cocinando hasta que los pimientos y las cebollas se ablanden. Esto debería tomar aproximadamente cuatro minutos.

4. Agregue la carne y baje el fuego. Cocine por diez minutos hasta que la carne ya no esté rosada. Sazone con orégano, pimienta y sal. Mezcle para asegurarse de que todos los condimentos se distribuyan uniformemente.

5. Baje el fuego y hierva la mezcla a fuego lento, tapado por cinco minutos. Escurra la mezcla en caso de haber acumulado grasa.

6. Apile las tortillas y envuélvalas en papel de aluminio. Colóquelas en la bandeja para hornear y hornee por 15 minutos. Retire las tortillas del horno y desenvuélvalas cuidadosamente.

7. Divida la mezcla de carne entre las cuatro tortillas y cúbralas con lechuga y crema agria si lo desea. Disfrute.

Calorías: 488

Grasas: 20.7 g

Proteína: 40.6 g

Carbohidratos: 32.9 g

Hamburguesas de Pavo con Chile Jalapeño y Limón

Preparación: 10 minutos

Cocción: 15 minutos

Porciones – 8

Ingredientes:

1 clara de huevo

Sal de mar

2 cucharadas de jugo de limón

2 cucharadas de cebollas verdes picadas

1 chile jalapeño picado, sin semillas

450 gramos pavo magro 93%

Ingredientes opcionales:

Espinacas

Rebanadas de tomate

Preparación:

1. Coloque una sartén antiadherente en la estufa y caliente a fuego medio alto.

2. Mientras se calienta, pique muy finamente las cebollas verdes y el jalapeño.

3. Coloque la clara de huevo, la sal, el jugo de limón, la cebolla verde, el ajo, el jalapeño y el pavo en un recipiente.

4. Con la ayuda de sus manos, mezcle hasta incorporar todos los ingredientes. Divida en ocho porciones para formar ocho medallones.

5. Cocine las hamburguesas por partes. Coloque las hamburguesas en la sartén precalentada. Cocinar durante un minuto para dorar cada lado.

6. Cubra con una tapa grande para mantener el vapor y mantener la hamburguesa húmeda. Cubrir después de que el primer lado se haya dorado. Cocine durante cuatro minutos. Gire la hamburguesa y repita en el otro lado.

7. Revise la temperatura interna de la hamburguesa. Asegúrese de que haya alcanzado al menos 165 grados.

8. Una vez que esté bien cocida, colóquela en los platos y agregue los ingredientes de su elección. Sirva y disfrute.

Calorías: 185

Grasas: 8.2 g

Proteína: 22.8 g

Carbohidratos: 2.3 g

Pollo al Cilantro con Limón y Salsa de Tomate

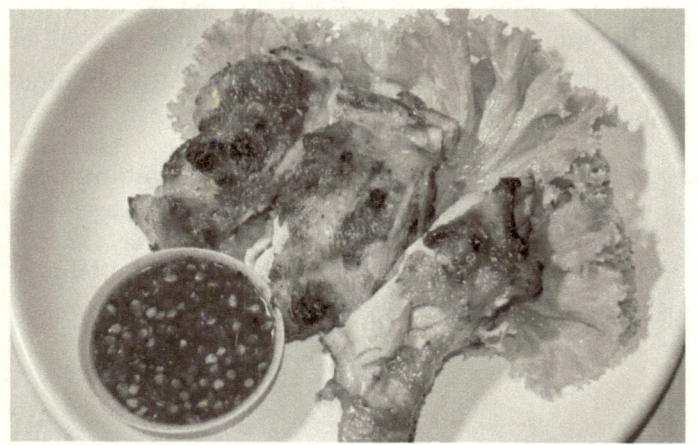

Preparación: 5 minutos

Cocción: 20 minutos

Porciones – 4

Ingredientes:

Pimienta

Sal

2 cucharadas de comino

450 gramos de pechuga de pollo deshuesada y sin piel, en tiras

10 tomates cherry cortados por la mitad

Jugo de medio limón

2 cucharadas de cilantro picado

3 cebollas verdes picadas

Preparación:

1. Coloque los tomates, el jugo de limón, el cilantro y las cebollas verdes en un tazón. Cubra el recipiente y colóquelo en el refrigerador hasta que esté listo para usar. Esto permite que los sabores se marinen.

2. Coloque el pollo en un plato y sazone con pimienta, sal y comino.

3. Caliente la sartén a fuego medio-alto. Coloque un poco de pollo en la sartén y cocine durante cinco minutos por cada lado. Revise la temperatura interna del pollo y asegúrese de que alcance los 165 grados. Retire de la sartén y colóquelo en un plato. Conservar caliente.

4. Continúe cocinando el pollo hasta que todas las tiras hayan sido cocinadas a una temperatura interna de 165 grados.

5. Cuando haya terminado de cocinar el pollo, coloque las tiras en un plato y cúbralas con el aderezo de tomate y limón. Sirva y disfrute.

Calorías: 302

Grasas: 8.3 g

Proteína: 51.2 g

Carbohidratos: 4.5 g

Pavo a la Sartén con Huevos y Salsa

Preparación: 5 minutos

Cocción: 15 minutos

Porciones – 4

Ingredientes:

Pimienta

Sal

½ cucharada de comino

4 huevos

16 onzas de salsa

450 gramos de pavo magro molido 93%

Preparación:

1. Caliente una sartén a fuego medio-alto. Agregue el pavo molido y cocine hasta que esté completamente dorado.

2. Mientras el pavo se cocina, córtelo en trozos más pequeños. Si acumula grasa, escurra antes de continuar.

3. Añada la salsa y el comino y mezcle hasta combinar. Baje el fuego y hierva a fuego lento. Haga cuatro pocillos en la mezcla para colocar cada huevo.

4. Rompa un huevo en cada pocillo. Espolvoree la parte superior de los huevos con pimienta y sal. Cubra la sartén con una tapa. Continúe cocinando a fuego lento durante ocho minutos hasta que los huevos se hayan cocinado hasta el punto deseado.

5. Retire del fuego y deje enfriar un poco. Sirva y disfrute.

Calorías: 430

Grasas: 21.1 g

Proteína: 49.3 g

Carbohidratos: 4.6 g

Chili de Pollo con Jalapeño y Queso Cheddar

Preparación: 10 minutos

Cocción: 40 minutos

Porciones – 4

Ingredientes:

1 taza de zanahorias picadas

1 cucharada de comino

½ taza de queso Pepper Jack rebanado

¼ de taza de queso crema bajo en grasa

½ taza de consomé de pollo

1 cucharada de orégano

1 cucharada de chile en polvo

1/3 de taza de jalapeño rebanado

450 gramos de pechuga de pollo deshuesada y sin piel

Preparación:

1. Rocíe un horno holandés con aceite en aerosol. Coloque el horno holandés a fuego medio-alto.

2. Agregue el pollo cortado en cubitos junto con los jalapeños rebanados. Cocine hasta que el pollo se vuelva opaco.

3. Agregue el orégano, el chile en polvo y el comino. Mezcle hasta incorporar con el pollo y los jalapeños.

4. Añada las zanahorias y el consomé de pollo. Mezclar y dejar hervir. Una vez que esté hirviendo, baje el fuego y cúbralo.

5. Hervir la mezcla a fuego lento durante 20 minutos hasta que las zanahorias estén blandas.

6. Añada el pimiento y el queso crema. Mezcle hasta incorporar y el queso se derrita. Hierva a fuego lento durante cinco minutos más.

7. Coloque la mezcla de manera uniforme en tazones.

8. Sirva y disfrute.

Calorías: 450

Grasas: 18.2 g

Proteína: 61.7 g

Carbohidratos: 7.9 g

Pollo a la Parrilla con Pico de Gallo

Preparación: 15 minutos

Cocción: 15 minutos

Porciones – 4

Ingredientes:

1 diente de ajo picado

1 chile jalapeño rebanado

½ taza de cebolla picada

4 tomates Roma cortados en cubitos, sin semillas

Pimienta

Sal

2 limones

1 manojo de cilantro

450 gramos de pechugas de pollo deshuesadas y sin piel

Preparación:

1. Coloque una bandeja para asar en la parte superior de la estufa y caliente a fuego medio-alto o precaliente una parrilla.

2. Coloque una cucharadita de sal, el jugo de limón y una taza de cilantro picado en un plato poco profundo. Mezcle hasta incorporar. Añada el pollo y continúe mezclando. Reserve y deje marinar durante al menos 15 minutos.

3. Mientras el pollo se está marinando, corte el ajo, las cebollas, un puñado de cilantro, el jalapeño y los tomates. Mezcle para combinar todos los sabores.

4. Agregue un poco de pimienta y sal. Agregue el jugo de limón y mezcle nuevamente para combinar todo. Reserve hasta que esté listo para servir.

5. Retire el pollo de la marinada y colóquelo en la parrilla precalentada.

6. Cocinar durante cinco minutos en ambos lados hasta que alcance 165 grados. Una vez cocido, coloque las piezas de pollo en el plato y cubra con la mezcla de Pico de Gallo.

Calorías: 337

Grasas: 8.3 g

Proteína: 53.3 g

Carbohidratos: 11 g

Tacos de Albóndigas de Pavo

Preparación: 10 minutos

Cocción: 15 minutos

Porciones – 6

Ingredientes:

Cilantro picado

12 cubos de queso cheddar 2%

1 paquete de sazonador para tacos

1 cucharada de ajo picado

2 huevos

½ taza de cebollas verdes picadas

450 gramos pavo magro molido 93%

Preparación:

1. Precaliente el horno a 425 grados.

2. Coloque los huevos en un bol y bátalos ligeramente. Agregue el ajo, las cebollas verdes, el sazonador para tacos y el pavo.

3. Usando sus manos, mezcle hasta que todo esté combinado. Divida la mezcla en seis porciones iguales para formar albóndigas.

4. Tome un cubo de queso y colóquelo en el centro de una albóndiga. Asegúrese de que el queso quede completamente dentro de la albóndiga.

5. Coloque un poco de papel de aluminio en una bandeja para hornear y rocíe con aceite en aerosol antiadherente. Coloque la bandeja en el horno precalentado y cocine durante diez minutos, o hasta dorar.

6. Espolvoree con cilantro picado y queso rallado.

7. Sirva y disfrute.

Calorías: 358

Grasas: 19.7 g

Proteína: 36.2 g

Carbohidratos: 3.6 g

Ensalada Mexicana de Siete Capas

Preparación: 20 minutos

Cocción: 30 minutos

Porciones – 8

Ingredientes:

Para el aderezo:

¼ de cucharada de sal con ajo

½ cucharada de comino

1 cucharada de aceite de oliva

Jugo de limón y 2 limones

½ jalapeño

¼ de taza de cilantro

Aguacate

Para la ensalada:

2 cebollas verdes picadas

1 taza de queso cheddar rallado bajo en grasa

1 pimiento picado

1 lata de maíz escurrido

1 lata de judías negras, escurridas y enjuagadas

1 taza de tomates picados

2 tazas de lechuga Romana picada

1 caja de pan de maíz Jiffy

Preparación:

Aderezo:

Coloque todos los ingredientes para el aderezo en la licuadora y combine hasta que el cilantro esté mezclado con el aguacate y el jugo de limón.

Ensalada:

1. Primero, prepare el pan de maíz de acuerdo con las instrucciones en la caja.

2. Una vez que esté listo, reserve y permita que se enfríe por completo.

3. Una vez que se haya enfriado, corte el pan por la mitad y luego divida la mitad en pequeñas migajas.

4. Coloque el pan de maíz en un plato.

5. Lo ideal es usar un plato pequeño para visualizar todas las capas. Puede usar el tazón de su elección.

6. Coloque la mitad de la lechuga sobre el pan en migajas. Distribuya uniformemente. Esta es la segunda capa.

7. Cubra la lechuga con la mitad de las judías negras, distribuidas de manera uniforme.

8. Agregue la mitad del maíz sobre las judías.

9. Cubra el maíz con la mitad de los pimientos picados.

10. Agregue la mitad de los tomates sobre los pimientos, distribuidos uniformemente.

11. Espolvoree la mitad del queso cheddar sobre los tomates.

12. Rocíe la mitad del aderezo para ensalada que preparó en un principio.

13. Repita este proceso comenzando con la lechuga hasta el aderezo.

14. Para finalizar, recubra todo con las cebollas verdes y disfrute.

15. Puede reservar el resto del pan de maíz para otra ocasión, o para preparar otra ensalada. La decisión es suya.

Calorías: 148

Grasas: 8.4 g

Proteína: 4 g

Carbohidratos: 16.8 g

Pollo Almendrado

Preparación: 5 minutos

Cocción: 20 minutos

Porciones – 2

Ingredientes:

Una cebolla picada

5 onzas de yogur natural sin grasa

2 cucharadas de almendras molidas

2 pechugas de pollo deshuesadas y sin piel, en tiras

1 cucharada de pimienta negra

1 cucharada de curry en polvo

1 diente de ajo machacado

Aceite en aerosol bajo en grasa

1 cucharada de sal

Cilantro picado para adornar

Preparación:

1. Utilice el aceite en aerosol y rocíe generosamente una sartén. Encienda la estufa y caliente la sartén. Una vez caliente, agregue el ajo, el curry en polvo y la cebolla. Cocine durante cinco minutos.

2. Añada el pollo a la mezcla y cocine durante seis minutos hasta que esté cocido y ligeramente dorado.

3. Baje el fuego y añada las almendras molidas. Mezcle hasta incorporar.

4. Retire la sartén del fuego y sazone con pimienta y sal. Agregue el yogur y mezcle para combinar.

5. Espolvoree con cilantro y sirva caliente.

Calorías: 302

Grasas: 10.4 g

Proteína: 36.9 g

Carbohidratos: 15.2 g

Ensalada de Col de Otoño

Preparación: 5 minutos

Cocción: 15 minutos

Porciones – 6

Ingredientes:

3 cucharadas de perejil picado

2 onzas de nueces mixtas (picarlas si es necesario)

Pimienta negra

Sal

½ cucharada de mostaza integral

4 cucharadas de mayonesa extra ligera

4 cucharadas de yogur griego sin grasa

Jugo de 1 limón

2 manzanas pequeñas, sin corazón y cortadas en rodajas finas

Una cebolla roja picada

2 tallos de apio picados

4 onzas de col roja rallada

4 onzas de col blanca rallada

Preparación:

1. Coloque la cebolla, el apio, la col roja y la col blanca en un tazón.

2. Agregue las manzanas a un tazón y mezcle con el jugo de limón. Añada a la mezcla de col. Mezcle para combinar.

3. Agregue la mostaza, la mayonesa, el yogur, la pimienta y la sal en un tazón por separado y mezcle para incorporar por completo.

4. Vierta el aderezo sobre la col y las manzanas. Añada el perejil y las nueces. Mezcle para combinar todos los ingredientes.

5. Cubra y refrigere hasta que esté listo para consumir. Puede conservarlo hasta cuatro días.

Calorías: 112

Grasas: 5.5 g

Proteína: 4.9 g

Carbohidratos: 10.7 g

Salmón a la Parrilla

Preparación: 10 minutos

Cocción: 14 minutos

Porciones – 1

Ingredientes:

1 limón

Pimienta negra

Sal

Aceite en aerosol bajo en grasa

3 o 4 espárragos delgados

6 tomates cherry, cortados por la mitad

1 cebolla roja, cortada por la mitad

1 filete de salmón pequeño

Un puñado de hojas de espinaca

Eneldo para adornar

Preparación:

1. Precaliente el horno a 400 grados.

2. En una bandeja para hornear, coloque un pedazo de papel pergamino o papel aluminio. Coloque el puñado de hojas de espinaca. Sobre la espinaca, coloque el filete de salmón con la piel hacia arriba.

3. Sobre el salmón, coloque los espárragos, los tomates y la cebolla.

4. Rocíe con aceite en aerosol. Sazone con pimienta y sal.

5. Corte el limón por la mitad y corte una de las mitades en rodajas. Exprima una mitad del limón sobre el salmón. Coloque las rodajas de limón encima del salmón.

6. Cocine en el horno durante 10 a 14 minutos. El tiempo de cocción dependerá de lo grueso que sea el salmón. Si prefiere las verduras más blandas, cocínelas durante diez minutos antes de agregar el salmón. Luego, cocine 10-14 minutos más.

7. Cuando esté cocido, colóquelo en un plato y decore con eneldo fresco.

Calorías: 310

Grasas: 15.9 g

Proteína: 30.3 g

Carbohidratos: 11.3 g

Pinchos de Filete de Res y Patata

Preparación: 15 minutos

Cocción: 30 minutos

Porciones – 4

Ingredientes:

Para el aderezo:

4 cucharadas de agua

1 cucharada de jarabe sin azúcar o jarabe de arce

2 cucharadas de jugo de limón

4 cucharadas de Tahini

Para los pinchos:

Pimienta negra

Sal

Aceite en aerosol bajo en grasa

4 tomates cherry

Una cebolla roja pelada y cortada en gajos

Champiñones

3 pimientos de colores distintos

680 gramos de filete de res cortado en trozos

8 onzas de patatas

Preparación:

1. Vierta un poco de agua en una olla y agregue sal. Coloque en la estufa y dejar hervir. Lave las patatas. Cortar cada una

en cuartos o mitades dependiendo de su tamaño. Colóquelas en la olla de agua hirviendo y cocine durante ocho minutos hasta que estén blandas. Retire del fuego y escurra.

2. Coloque los tomates, las cebollas, los champiñones, los pimientos y el filete en un tazón y rocíe generosamente con aceite en aerosol. Sazone con pimienta y sal. Mezcle para combinar.

3. Tome los ingredientes y colóquelos en cuatro pinchos diferentes.

4. Cocínelos en una parrilla interior o exterior durante diez minutos. Gire los pinchos frecuentemente para asegurar una cocción uniforme.

5. Mientras los pinchos se cocinan, prepare el aderezo. Coloque todos los ingredientes para el aderezo en un tazón y bata hasta que estén incorporados y suaves.

6. Cuando los pinchos estén cocidos, retire de la parrilla y colóquelos en platos para servir. Rocíe con un poco de aderezo. Coloque el aderezo restante en un tazón pequeño para sumergir los pinchos.

Calorías: 425

Grasas: 16.8 g

Proteína: 44.5 g

Carbohidratos: 24.7 g

Salteado de Cerdo

Preparación: 25 minutos

Cocción: 10 minutos

Porciones – 2

Ingredientes:

5 onzas de fideos de arroz para wok

1 cucharada de pasta de ajo

1 cucharada de pasta de jengibre

Aceite en aerosol bajo en grasa

7 onzas de mezcla de vegetales salteados, congelados

2 cucharadas de salsa Hoisin

8 onzas de carne de cerdo en trozos

Preparación:

1. Coloque el cerdo en un bol y vierta la salsa Hoisin. Mezcle para cubrir por completo y marinar durante 20 minutos.

2. Seleccione los pimientos de la mezcla de verduras y córtelos finamente. Corte cualquiera de los vegetales restantes en trozos más pequeños si es necesario.

3. Rocíe generosamente un wok con aceite en aerosol. Calentar en la estufa. Añadir la pasta de ajo, la pasta de jengibre y la mitad de los pimientos. Cocine por un minuto. Coloque la carne de cerdo con la marinada y cocine durante cuatro minutos. Retire del wok con una cuchara ranurada y reserve.

4. Vuelva a rociar el wok con aceite si es necesario, agregue las verduras y cocine por otros dos minutos.

5. Agregue los fideos al wok junto con una o dos cucharadas de agua. Tape y cocine por otros dos minutos, hasta que alcance la cocción deseada.

6. Coloque la carne de cerdo nuevamente en el wok y mezcle.

7. Divida uniformemente en tazones y cubra con los pimientos si lo desea.

Calorías: 315

Grasas: 4.3 g

Proteína: 30.5 g

Carbohidratos: 36.1 g

Frittata de Queso Ricotta y Espinaca

Preparación: 5 minutos

Cocción: 25 minutos

Porciones – 3

Ingredientes:

Pimienta negra

Sal

3 cucharadas de leche descremada

4 onzas de queso Ricotta

4 huevos ligeramente batidos

Una cebolla cortada en rodajas finas

Aceite en aerosol bajo en grasa

8 onzas de hojas de espinaca

5 onzas de patatas pequeñas, cortadas en rodajas

Preparación:

1. Caliente la parrilla.

2. Vierta el agua en una olla y añada sal. Deje que hierva. Mezcle las patatas y cocine por ocho minutos hasta ablandar. Retire del agua.

3. Coloque las espinacas en un tazón y cubra. Coloque el tazón en el microondas y cocine a máxima potencia durante dos o tres minutos hasta que se marchiten. Retire todo el exceso de líquido y pique finamente.

4. Rocíe una sartén con aceite en aerosol antiadherente. Caliente la sartén en la estufa. Añada la cebolla y cocine durante cuatro minutos. Agregue las patatas y mezcle.

5. Añada los huevos, las espinacas, la leche, el queso ricotta, la pimienta y la sal a un tazón. Mezcle todos los ingredientes e incorpórelos en la sartén caliente. Cocine durante cuatro minutos.

6. Coloque con cuidado la sartén debajo de la parrilla durante cuatro minutos hasta que esté completamente cocinada y dorada. Dejar enfriar ligeramente y retire con cuidado fuera de la sartén. Corte en gajos y sirva caliente. Si lo desea, puede acompañarlo con una ensalada.

Calorías: 240

Grasas: 11.8 g

Proteína: 17 g

Carbohidratos: 15.8 g

Lentejas Puy con Tomate

Preparación: 5 minutos

Cocción: 15 minutos

Porciones – 4

Ingredientes:

3 cucharadas de aderezo de su elección sin grasa

2 cucharadas de eneldo fresco picado

11 onzas de tomates grandes

Pepinillo finamente picado

4 onzas de espinacas baby

8 onzas de lentejas Puy cocidas

Pimienta negra

Sal

1 cucharada de vinagre de vino blanco

Una cebolla roja picada finamente.

Preparación:

1. Coloque la cebolla en un bol pequeño. Añada la sal y el vinagre de vino blanco. Cubra y reserve.

2. Coloque las cebollas, el pepinillo, las espinacas, los rábanos y las lentejas junto con una pizca de sal y pimienta en un tazón y mezcle hasta incorporar.

3. Corte los tomates por la mitad y posteriormente en rebanadas gruesas individuales. Incorpore suavemente en la mezcla de lentejas hasta combinar. Añada un poco de eneldo y el aderezo. Mezcle nuevamente para cubrir.

4. Divida uniformemente en cuatro platos. Sazone con eneldo y sirva.

Calorías: 130

Grasas: 1.5 g

Proteína: 7.6 g

Carbohidratos: 19.2 g

Pollo Picante

Preparación: 15 minutos

Cocción: 30 minutos

Porciones – 6

Ingredientes:

Pimienta negra

Sal

2 cucharadas de pasta de chipotle

2 tazas de consomé de pollo

Una lata de 14 onzas de judías escurridas y enjuagadas

2 pimientos rojos picados y sin semillas

½ taza de lentejas rojas partidas

14 onzas de tomates picados

680 gramos de filetes de pechuga de pollo

2 cucharadas de raíz de jengibre rallado

Una cebolla grande picada

Aceite en aerosol bajo en grasa

Cilantro picado para adornar

Arroz regular o de coliflor para acompañar

Preparación:

1. Rocíe una sartén con un poco de aceite en aerosol antiadherente. Caliente la sartén en la estufa. Agregue la cebolla, el pollo y el jengibre y cocine durante cinco minutos hasta que el pollo esté dorado y cocido.

2. Agregue los tomates, la pimienta, la sal, la pasta de chipotle, el consomé de pollo, los pimientos y las lentejas.

Mezclar y dejar hervir. Cubra la olla y baje el fuego. Cocine por 25 minutos hasta que la pimienta y las lentejas estén blandas.

3. Divida uniformemente en tazones y sirva. Espolvoree con cilantro picado. Si lo desea, sirva sobre arroz de coliflor o arroz regular.

Calorías: 323

Grasas: 2.8 g

Proteína: 43.4 g

Carbohidratos: 35.6 g

Pimientos Romanos Rellenos

Preparación: 10 minutos

Cocción: 25 minutos

Porciones – 4

Ingredientes:

2 cucharadas de perejil fresco picado

1 cucharada de jugo de limón

8 onzas de lentejas cocidas

4 tomates secados al sol, cortados en trozos

1 cucharada de tomillo fresco picado

2 dientes de ajo machacados

Puerro cortado en rodajas finas

Pimienta negra

Sal

Aceite en aerosol bajo en grasa

7 onzas de pimientos de colores mixtos

Preparación:

1. Precaliente el horno a 400 grados.

2. Corte los pimientos a lo largo del tallo. Retire las semillas y rocíe con aceite en aerosol. Colóquelos en un recipiente para hornear y sazone con sal y pimienta. Colocar en el horno y hornear durante 20 minutos.

3. Mientras los pimientos se hornean, cubra una sartén con aceite en aerosol. Encienda la estufa y caliente la sartén. Una vez que esté caliente, añada el tomillo, el ajo y el puerro y cocine por diez minutos, o hasta ablandar.

4. Agregue las lentejas y los tomates secados al sol y cocine por otros cinco minutos.

5. Añada el perejil y el jugo de limón y continúe mezclando.

6. Cuando los pimientos se hayan cocido durante 20 minutos, retire con cuidado del horno. Con precaución, añada la mezcla en los pimientos. Coloque nuevamente en el horno durante cinco minutos.

7. Si lo desea, puede servirlos fríos, calientes o acompañarlos con una ensalada verde. Si requiere una mayor cantidad proteína, puede cubrir con queso parmesano, queso de cabra o queso feta desmenuzado antes de volver a colocarlo en el horno durante los últimos minutos de cocción.

Calorías: 165

Grasas: 5.7 g

Proteína: 7 g

Carbohidratos: 19.1 g

Tarta de Frutas Weetabix

Preparación: 5 minutos

Cocción: 1 hora 15 minutos

Porciones –16

Ingredientes:

1 ¼ de tazas de leche semidescremada

Huevo

1 taza de Splenda

1 cucharada de especias de calabaza

2 Weetabix molido

1 1/3 tazas de frutas secas mixtas

3 cucharadas de levadura en polvo

3 tazas de harina de trigo

Aceite de cocina bajo en grasa

Preparación:

1. Precaliente el horno a 350 grados.

2. Rocíe un molde para pan de ocho por cuatro pulgadas con aceite en aerosol antiadherente y cúbralo con papel pergamino.

3. Agregue el Splenda, la especia de calabaza, el Weetabix, las frutas secas y harina. Mezcle para incorporar.

4. Batir suavemente el huevo y añadir la leche. Añada los ingredientes secos e incorpore suavemente hasta que todo esté mezclado.

5. Con la ayuda de una cuchara nivele la superficie del molde para pan. Hornear durante aproximadamente una hora y 15 minutos. Dejar enfriar sobre una rejilla.

6. Rebane y sirva.

Calorías: 124

Grasas: .9 g

Proteína: 3.4 g

Carbohidratos: 26 g

Tarta de Harina de Maíz con Manzana Pink Lady

Preparación: 15 minutos

Cocción: 1 hora 10 minutos

Porciones – 12

Ingredientes:

Jugo y ralladura de un limón

1 cucharada de levadura en polvo

2 tazas de almendras molidas

Sal

1 taza de harina de maíz

1 cucharada de vainilla

3 huevos batidos

1 taza de Splenda

1 taza de mantequilla

1 manzana Pink Lady, sin corazón, pelada y picada

Para la cubierta:

1 manzana Pink Lady, sin corazón y cortada en rodajas finas

¼ de taza de azúcar refinado

Ralladura y jugo de un limón

Crema fresca

Preparación:

1. Precaliente el horno a 350 grados. Engrase y forre un molde redondo de ocho pulgadas.

2. Coloque la manzana picada en un poco de agua durante seis minutos hasta que esté blanda. Retire del calor, escurra y permita que se enfríe.

3. Batir el azúcar y la mantequilla hasta obtener una mezcla cremosa y ligera. Añada lentamente los huevos y bata hasta que quede una mezcla suave. Agregue el polvo para hornear, las almendras molidas, la sal, la harina de maíz y la vainilla. Mezclar hasta que se incorporen todos los ingredientes por completo. Agregue la manzana, el jugo de limón y la ralladura. Mezcle hasta combinar.

4. Con cuidado, coloque la masa en la sartén y suavice la parte superior. Cocinar en el horno durante 45 minutos hasta que esté dorada y firme.

5. Retire con cuidado del horno y permita que se enfríe durante 20 minutos. Con cuidado, coloque la tarta sobre una rejilla para permitir que se enfríe por completo.

6. Mientras la tarta se está enfriando, prepare la cobertura. Agregue el azúcar refinado, cuatro cucharadas de agua y la ralladura de limón en una olla. Hervir. Añada las manzanas en rodajas y hierva a fuego lento durante cinco minutos. Vierta sobre la tarta y deje enfriar.

7. Corte la tarta en 12 porciones iguales y sirva con crema fresca.

Calorías: 253

Grasas: 16.2 g

Proteína: 7.7 g

Carbohidratos: 21.3 g

Pollo al Curry

Preparación: 15 minutos

Cocción: 45 minutos

Porciones – 4

Ingredientes:

2 cucharadas de harina de maíz

2 cucharadas de cilantro picado

2 tazas de consomé de pollo

14 onzas de leche de coco light

7 onzas de batatas dulces peladas y picadas

1 manzana Granny Smith descorazonada, pelada y picada

450 gramos de pechuga de pollo, deshuesada, sin piel, cortada en cubos

1 rama de canela

6 vainas de cardamomo trituradas

1 cucharada de comino molido

1 cucharada de cúrcuma

1 chile rojo picado y sin semillas

2 dientes de ajo machacados

Una cebolla grande picada

Aceite en aerosol bajo en grasa

Preparación:

1. Cubra una sartén con aceite en aerosol antiadherente. Caliente la sartén en la estufa y agregue la cebolla y el ajo, cocinando hasta ablandar. Esto debería tomar aproximadamente cinco minutos. Añada la rama de canela,

las vainas de cardamomo, el comino, la cúrcuma y el chile y cocine por dos minutos adicionales.

2. Coloque el pollo en la sartén y cocine por tres minutos. Mezcle para combinar todos los ingredientes. Añada el cilantro, el consomé de pollo, la leche de coco, las batatas y la manzana. Mezclar. Cubra parcialmente la sartén y baje el fuego. Cocine durante 35 minutos. Añada el agua según sea necesario.

3. Mezcle la harina de maíz con una pequeña cantidad de agua y añada a la mezcla de pollo. Combine hasta que la mezcla esté ligeramente espesa.

4. Si lo desea, puede servir caliente con arroz.

Calorías: 352

Grasas: 13.3 g

Proteína: 34.1 g

Carbohidratos: 24.7 g

Bacalao del Pacífico con Fajitas de Vegetales (sin lácteos)

Preparación: 5 minutos

Cocción: 15 minutos

Porciones – 4

Ingredientes:

Pimienta

Sal

1 zanahoria grande cortada en juliana

2 rodajas de pimiento amarillo

2 rodajas de pimiento rojo

Aceite en aerosol bajo en grasa

6 cebollines

Jugo y ralladura de un limón

4 filetes de 170 gramos de bacalao silvestre de Alaska

Preparación:

1. Caliente la parrilla o asador.

2. Coloque un poco de papel de aluminio sobre la rejilla de la parrilla y coloque los filetes de bacalao en la parte superior.

3. Cubra los filetes con el jugo de limón, la ralladura de limón y algunas rodajas de cebollines.

4. Asar durante seis a ocho minutos, o hasta que el pescado esté completamente cocido. El pescado se volverá opaco y se desmenuzará fácilmente una vez que esté cocido.

5. Mientras el pescado se cocina, rocíe una sartén con un poco de aceite en aerosol bajo en grasa y caliente durante unos instantes a fuego alto.

6. Agregue los pimientos, el resto de los cebollines y la zanahoria.

7. Cocinar, mezclando con frecuencia, durante tres a cinco minutos.

8. Coloque las verduras cocidas en cuatro platos diferentes y cúbralas con un filete de bacalao.

9. Sazone la parte superior del pescado con un poco de pimienta y sal al gusto.

Calorías: 53

Grasas: .4 g

Proteína: 2.3 g

Carbohidratos: 12.8 g

Salmón con Salsa de Verano (sin lácteos)

Preparación: 35 minutos

Cocción: 20 minutos

Porciones – 4

Ingredientes:

Rodajas de limón

¼ de taza de cilantro picado

Pimienta

1 cucharada de vinagre balsámico

Sal

¼ de taza de cebolla roja picada

½ taza de granos de maíz cocidos

1 cucharada de aceite de oliva

1 diente de ajo machacado

½ aguacate picado

1 taza de tomate picado

4 filetes de salmón sin piel de 4 onzas

Preparación:

1. Caliente el horno a 325 grados.

2. Mezcle todos los ingredientes, excepto las rodajas de limón y el salmón.

3. Refrigere la mezcla durante 30 minutos para que todos los sabores se combinen.

4. Coloque el salmón en el horno precalentado y cocine durante 15 a 20 minutos, o hasta que esté completamente cocido. El salmón debe escamarse fácilmente y debe estar opaco cuando esté completamente cocido.

5. Sirva el salmón cubierto con la salsa y las rodajas de limón. Una excelente opción es permitir que el salmón se enfríe completamente después de que se haya cocinado. Sirva el salmón fresco con la salsa fría.

Calorías: 160

Grasas: 9.5 g

Proteína: 2 g

Carbohidratos: 8 g

Arroz de Coliflor con Cilantro y Limón

Preparación: 1 minuto

Cocción: 5 minutos

Porciones – 4

Ingredientes:

1 ½ cucharadas de cilantro picado

¼ de cucharada de sal de mar

1 cucharada de jugo de limón fresco

285 gramos de arroz de coliflor congelado

Preparación:

1. Cocine el arroz de coliflor conforme a las instrucciones en el paquete.

2. Mientras cocina el arroz de coliflor, corte el cilantro.

3. Retire la coliflor del microondas y abra la bolsa para permitir que todo el vapor se libere. Tenga precaución para evitar quemaduras.

4. Vierta la coliflor cocida en un tazón y agregue la sal, el cilantro y el jugo de limón. Mezcle para combinar todos los sabores.

Calorías: 9

Grasas: 0 g

Proteína: .5 g

Carbohidratos: 1.7 g

Poppers de Pimiento Dulce

Preparación: 5 minutos

Cocción: 15 minutos

Porciones – 6

Ingredientes:

Salsa, para servir

½ taza de queso rallado 2%

2 cucharadas de cilantro picado

1 paquete de sazonador para tacos

500 gramos de pavo molido 93%

Una bolsa de mini pimientos dulces

Preparación:

1. Para empezar, corte los pimientos por la mitad y retire las semillas.

2. Caliente el horno a 350 grados.

3. Mientras el horno se está calentando, dore el pavo molido.

4. Una vez que el pavo esté bien cocido, escurra la grasa que pueda haberse acumulado y luego espolvoréelo con el sazonador para tacos. Siga las instrucciones en el paquete.

5. Coloque los pimientos en una bandeja para hornear.

6. Rellene los pimientos con el pavo sazonado.

7. Asegúrese de colocar el pavo de manera uniforme en cada mitad de pimiento.

8. Espolvoree la parte superior de cada uno de los pimientos con un poco de queso.

9. Coloque la bandeja para hornear en el horno y cocine durante cinco minutos.

10. Permita que los pimientos se enfríen un poco y luego colóquelos sobre un plato para servir.

11. Espolvoree con cilantro y sirva con un poco de salsa.

Calorías: 210

Grasas: 12.4 g

Proteína: 17.9 g

Carbohidratos: 7 g

Guacamole de Maíz Tostado

Preparación: 10 minutos

Cocción: 5 minutos

Porciones – 4-6

Ingredientes:

Pimienta

Sal

1 cucharada de chile en polvo

1 ½ cucharadas de ajo en polvo

¼ de taza de cilantro picado

¼ de taza de cebolla picada

1 tomate picado

2 cucharadas de jugo de limón

2- 3 aguacates grandes

2 cucharadas de comino, separadas

1 cucharada de mantequilla

Una mazorca de maíz

Preparación:

1. Caliente la parrilla. Barnice el maíz con un poco de mantequilla y espolvoréelo con una cucharadita de comino.

2. Coloque el maíz en la parrilla y cocine durante cinco minutos. Girarlo con frecuencia durante el proceso de cocción para asegurarse de que se dore uniformemente.

3. El maíz debe carbonizarse ligeramente durante la cocción.

4. Retire de la parrilla y, con un cuchillo afilado, corte los granos. Reserve los granos a un lado y deseche la mazorca.

5. Corte los aguacates y retire la pulpa; posteriormente colóquelos en un recipiente.

6. Triture los aguacates con un tenedor hasta que estén cremosos, conservando un poco su textura.

7. Mezcle el ajo en polvo, el chile en polvo, el cilantro y el jugo de limón. Combine todos los ingredientes para asegurarse de que todo esté mezclado uniformemente.

8. Agregue un poco de pimienta y sal al gusto. Con cuidado, agregue el maíz, los tomates y la cebolla.

9. Sirva el guacamole inmediatamente.

10. Esta receta es un excelente complemento para cualquiera de las recetas en las secciones de carne de res y aves de este libro.

Calorías: 189

Grasas: 16.6 g

Proteína: 2.7 g

Carbohidratos: 13.1 g

Burrito de Judías y Espinacas

Preparación: 10 minutos

Cocción: 20 minutos

Porciones – 6

Ingredientes:

6 tortillas de grano entero

Sal al gusto

6 cucharadas de yogur griego sin grasa

½ taza de salsa

½ taza de queso cheddar bajo en grasa rallado

½ taza de lechuga romana picada

1 ½ tazas de arroz mexicano cocido

425 gramos de judías negras escurridas y enjuagadas

6 tazas de espinacas baby

Preparación:

1. Caliente el horno a 300 grados.

2. Coloque las tortillas una encima de la otra y envuélvalas en un trozo de papel de aluminio.

3. Coloque la pila de tortillas en una bandeja para hornear y hornee por 15 minutos hasta que estén calientes.

4. Hornear mientras prepara el resto de los ingredientes.

5. Agregue las espinacas al procesador de alimentos y mezcle hasta que estén finamente picadas. Si no tiene un procesador de alimentos, puede usar un cuchillo para cortar las hojas.

6. Coloque una cacerola a fuego medio y permita que se caliente.

7. Agregue las espinacas y las judías negras. Cocine la mezcla hasta que la espinaca se haya marchitado. Esto debería tardar alrededor de tres minutos.

8. Distribuya uniformemente la mezcla entre las seis tortillas. Reserve aproximadamente dos pulgadas en el extremo de la tortilla para ayudar a plegarla.

9. Agregue aproximadamente un cuarto de taza de la mezcla a cada tortilla y cubra con la lechuga, la salsa, el queso y el yogur. Distribuya uniformemente. Doble la tortilla por encima y por debajo de las orillas.

Calorías: 371

Grasas: 4.8 g

Proteína: 14 g

Carbohidratos: 34 g

Batatas Rellenas estilo Suroeste

Preparación: 30 minutos

Cocción: 30 minutos

Porciones – 4

Ingredientes:

Pimienta

Sal

2 cucharadas de cilantro picado

½ taza de granos de maíz congelados

1 cucharada de comino molido

½ taza de judías negras cocidas

1 taza de tomates picados con jugo

½ cucharada de chile en polvo

1 cebolla roja picada

1 cucharada de aceite de oliva

4 batatas pequeñas

1 diente de ajo picado

Preparación:

1. Caliente el horno a 400 grados.

2. Coloque las batatas en una bandeja para hornear y cocine en el horno durante 30 minutos.

3. Retire las batatas del horno, pinche unas cuantas veces y luego vuelva a colocarlas durante 30 minutos más, o hasta que estén blandas.

4. Cuando las batatas se estén horneando, coloque una sartén a fuego medio y deje que se caliente.

5. Agregue el aceite de oliva y las cebollas y cocine durante dos minutos. Las cebollas deben estar blandas, pero no translúcidas.

6. Agregue el ajo y cocine durante 30 segundos o hasta que desprenda su aroma.

7. Añada la sal, el chile en polvo y el comino. Mezcle hasta combinar. Agregue el cilantro y sazone la mezcla con un poco más de pimienta y sal.

8. Sazonar al gusto.

9. Para servir las batatas:

10. Retire las batatas del horno y córtelas por la mitad.

11. Mezcle un poco de la pulpa dentro de la batata y sazone con un poco de sal.

12. Divida y coloque el relleno entre las batatas.

13. Disfrute.

Calorías: 224

Grasas: 1.9 g

Proteína: 8.4 g

Carbohidratos: 45.1 g

Chili de Vegetales

Preparación: 5 minutos

Cocción: 8 horas

Porciones – 12

Ingredientes:

½ taza de cilantro

1 taza de granos de maíz

2 ½ tazas de caldo de verduras

6 onzas de puré de tomate

4 onzas de chiles verdes picados

1 cucharada de comino

2 latas de judías negras escurridas

2 latas de 15 onzas de tomates en cubitos

1 cucharada de sal

½ cucharada de pimienta

1 batata picada

1 taza de apio picado

1 taza de cebolla picada

3 cucharadas de chile en polvo

2 tazas de zanahorias en rodajas

1 lata de judías rojas oscuras

Preparación:

1. Coloque todos los ingredientes en una olla de cocción lenta, a excepción del cilantro.

2. Mezcle los ingredientes y coloque la tapa en la olla y cocine durante seis a ocho horas a temperatura baja.

3. Una vez que esté cocinado, añada el cilantro. También puede cubrir el chili con un poco de aguacate, crema agria y queso rallado.

Calorías: 215

Grasas: 1.5 g

Proteína: 11 g

Carbohidratos: 45.2 g

Ensalada de Maíz y Judías Negras

Preparación: 30 minutos

Cocción: 0 minutos

Porciones – 6

Ingredientes:

¼ de cucharada de pimienta

2 cucharadas de aceite de oliva

Una pizca de sal

1 cucharada de azúcar morena o miel

1 cucharada de ajo picado

¼ de taza de vinagre balsámico

2 cucharadas de cebolla roja picada

¼ de taza de perejil picado

2 latas de 16 onzas de judías negras escurridas y enjuagadas

1 taza de maíz entero en granos

Preparación:

1. Coloque el perejil, la cebolla roja, las judías negras y el maíz en un tazón grande y mezcle.

2. Añada la pimienta, la sal, la miel, el ajo, el jugo de limón, el aceite de oliva y el vinagre balsámico. Mezcle todos los condimentos.

3. Vierta este aderezo sobre la mezcla de maíz y judías.

4. Mezcle y permita que las verduras se marinen durante al menos 30 minutos antes de servirlas.

5. Lo anterior permitirá que todos los sabores se mezclen, y el sabor será mucho más intenso.

6. Disfrute.

Calorías: 155

Grasas: 5.3 g

Proteína: 3.4 g

Carbohidratos: 14.6 g

Chili Vegetariano con Maní Picante

Preparación: 10 minutos

Cocción: 40 minutos

Porciones – 10-12

Ingredientes:

2 tazas de caldo de verduras

15 onzas de salsa de tomate

28 onzas de tomate cortado en cubitos

1 taza de maní en polvo

16 onzas de judías blancas enjuagadas y escurridas

16 onzas de judías negras enjuagadas y escurridas

¼ de cucharada de orégano seco

1 cucharada de chile chipotle (opcional)

2 cucharadas de chile en polvo

2 dientes de ajo picado

1 taza de cebolla picada

1 cucharada de aceite de maní

Preparación:

1. En un horno holandés, vierta el aceite y caliente a fuego medio-alto.

2. Coloque la cebolla y el ajo y saltéelos durante tres o cuatro minutos. Las cebollas deben estar blandas, pero tenga precaución para evitar que el ajo se queme.

3. Añada la sal, el orégano, la pimienta y el chile en polvo. Saltear la mezcla durante dos minutos, o hasta que se vuelva fragante.

4. Agregue el caldo, la salsa de tomate, los tomates, el maní en polvo, el maíz y las judías.

5. Mezcle todos los ingredientes y permita que hierva.

6. Baje el fuego y cocine durante 30 minutos.

7. Si lo desea, puede cocinarlo en una olla de cocción lenta.

8. Agregue todos los ingredientes a la olla de cocción lenta y mezcle.

9. Cubra la olla de cocción lenta y cocine durante dos o tres horas.

Calorías: 96

Grasas: 3.2 g

Proteína: 6.8 g

Carbohidratos: 12.6 g

Judías Negras, Arroz y Calabacín a la Sartén

Preparación: 10 minutos

Cocción: 15 minutos

Porciones – 4

Ingredientes:

½ taza de mezcla de queso Monterey Jack y queso Cheddar, rallado

1 taza de arroz blanco instantáneo sin cocer

¼ de cucharada de orégano seco

¾ de taza de agua

14.5 onzas de tomates asados picados con ajo, sin escurrir

15 onzas de judías negras enjuagadas y escurridas

½ taza de pimiento verde picado

½ taza de cebolla picada

Calabacines pequeños en rodajas

1 cucharada de aceite de canola

Preparación:

1. Comience calentando el aceite en una cacerola a fuego medio.

2. Una vez que el aceite esté caliente, agregue el pimiento, el calabacín y la cebolla. Cocine las verduras durante cinco minutos, o hasta que estén blandas.

3. Mezcle ocasionalmente.

4. Agregue el orégano, el agua, los tomates sin escurrir y las judías.

5. Suba un poco el fuego y deje que hierva.

6. Añada el arroz, mezclando constantemente para combinar todos los sabores.

7. Coloque la tapa en la sartén y retírela del fuego.

8. Permita que la mezcla se asiente durante siete minutos o hasta que el arroz haya absorbido toda el agua.

9. Cubra con el queso y disfrute.

Calorías: 220

Grasas: 8.4 g

Proteína: 7.8 g

Carbohidratos: 28.7 g

Conclusión

Gracias por llegar al final del *Libro de Cocina de Manga Gástrica: Un Libro de Cocina Bariátrica Esencial con recetas saludables y deliciosas para la cirugía y la dieta de manga gástrica*. Esperamos haya sido de su ayuda, y haberle proporcionado todas las herramientas necesarias para lograr sus objetivos.

El siguiente paso es consultar con su médico si considera que usted es candidato para la cirugía de manga gástrica. Si ya tiene una cirugía programada, está listo para comenzar a probar las recetas. Este libro lo guiará antes, durante y después de su cirugía. Lo importante es estar preparado en todo momento.